Gleichgewicht und Schwindel der Seele

Ratschlag für Betroffene von Schwindelkrankheiten

4. Auflage

Helmut Schaaf

Gleichgewicht und Schwindel der Seele

Ratschlag für Betroffene von Schwindelkrankheiten

Titelbild: Jana Holtmann

Profil

Dr. med. Helmut Schaaf

Ltd. Oberarzt der Psychosomatischen Klinik Arolsen
Tinnitus Klinik, Psychotherapie
Große Allee 3, 34454 Bad Arolsen
Email: Hschaaf@schoen-kliniken.de
Internet: www.schoen-kliniken.de und www.drhschaaf.de

Schaaf, Helmut: Gleichgewicht und Schwindel der Seele. 4. Auflage.
Ratschlag für Betroffene von Schwindelkrankheiten
Titelbild: Jana Holtmann

Satz, Druck und Bindung: Wildner Druck Bad Arolsen/ Germany

4. Auflage 2008 - ISBN 978-3-89019-634-3
3. Auflage 2004 - ISBN 3-89019-571-3
2. Auflage 2003 - ISBN 3 -89019-525-3
1. Auflage 1999 Schaaf, Nelting, Hesse (Hg.) Schwindel - psychosomatisch gesehen ISBN 3-89019-474-5

Bildnachweis:
S. 26, 31: J. Holtmann; S. 17, 53, 75 H. Schaaf
Abb S. 63 und 64 mit freundlicher Genehmigung des Springer Verlags, Heidelberg aus Schaaf, H: M. Menière. 3. Auf.

Inhaltsverzeichnis

Vorwort

Dieses Buch beschäftigt sich - erwachsen aus einer über zehnjährigen Arbeit als Oberarzt der Tinnitus Klinik Bad Arolsen – mit dem “Gleichgewicht und Schwindel der Seele”.
Dabei muss mit diesem Schwindel oft sehr anders umgegangen werden als mit einem organisch bedingten Schwindel. Dazu müssenr seelische Aspekte als solche erkannt und verstanden werden. So werden sowohl Bedingungen für das Wachstum der Seele wie auch für deren “Stolpermöglichkeiten” beschrieben.
Dabei sind auch Erkrankungen des Körpers dargestellt, die sich auch auf die Seele auswirken und hier reaktiv einen seelischen Schwindel hervorrufen oder aufrecht erhalten können. Eingeflochten werden Wechselwirkungen zwischen den häufigen organischen Erkrankungen (gutartiger Lagerungsschwindel und Migräne).
Angerissen mit der Menièreschen Erkrankung ist der Symptomenkomplex, in dessen Verschwommenheit oft alles sonst nicht Zuordnungsfähige zu verschwinden droht.
Es sei jedoch darauf hingewiesen, dass nicht alles was Schwindel hervorrufen *könnte,* sich auch zwangsläufig als Schwindel ausdrückt. Manchmal äußert sich die Seele in Form von Freude oder in Magenschmerzen, in Herzklopfen oder in Herzrasen, in heller Begeisterung oder in Ohnmacht.
Generell gilt aber: Wenn Menschen Schwindel haben, sollte die seelische Komponente in jedem Fall mit bedacht werden.

Ich bekenne, dass ich am liebsten ein Buch geschrieben hätte, das – in einem für den Betroffenen verständlichen Deutsch – alle Aspekte des Gleichgewichtes und des Schwindels beinhaltet. Wahrscheinlich wäre das Buch dann aber wegen “Schwindel aus Überlastung” nie fertig geworden.
So möchte ich mich an dieser Stelle, vor allem bei meiner Frau H. Holtmann, die die Entstehung und das Werden des Buches fachkundig gegengelesen hat, und bei Jana Holtmann, die das Titelbild gemalt hat, bedanken. Mein Dank gilt nicht zuletzt all den Menschen, die mit “ihrem Schwindel” zu uns in die Klinik kamen, denen es zu helfen galt und von denen es zu lernen gab.
Vieles davon findet sich in diesem Buch wieder, wobei ich mich ganz herzlich bei all jenen bedanken darf, die mir die Erlaubnis gaben, einen Teil ihrer Geschichte weiterzugeben.

Helmut Schaaf — Bad Arolsen, 2008

Einleitung

Nichts scheint selbstverständlicher als ein funktionierendes Gleichgewicht. Um so erschreckender wird sein Schwinden erlebt.

Im Schwindel hat man im wahrsten Sinn des Wortes das Gefühl, dass einem “der Boden unter den Füßen weggezogen” wird. Das geht oft mit Übelkeit, manchmal Erbrechen und Herzklopfen und – verständlicherweise – Angst einher.

Meist ist Schwindel der Ausdruck einer Orientierungsstörung des Menschen: Sowohl im Raum, im Gefühl aber auch in seinem sozialen und ganz persönlichen Koordinatensystem.

Die häufigsten – und am meisten verkannten Schwindelursachen sind:
- Der sogenannte gutartige Lagerungschwindel
- die Migräne, die neben Kopfschmerzen auch oft Schwindel auslösen kann
- seelische Erkrankungen mit – meist unbewussten – Ängsten und Depressionen bei den Betroffenen

Offensichtlicher erscheinen die mit Blutdruckschwankungen einhergehenden “orthostatischen” Schwindelformen etwa bei schnellem Aufstehen und die Panikstörungen.

Fälschlicherweise zu oft wird hingegen eine Menièresche Erkrankung mit den Symptomen Schwindel, Hörverlust und Tinnitus vermutet. Tatsächlich tritt diese spezielle Innenohr-Erkrankung “nur” bei 0,1% der Bevölkerung auf. Die Kombination der drei dazugehörenden Symptome – aus anderen Gründen! – ist aber so häufig, dass zu oft eine Menièresche Erkrankung angenommen wird. Dies ist etwa der Fall bei Menschen mit einer Blutdruckschwankung und einer Lärmschwerhörigkeit mit Tinnitus. Oft werden dann diese – für sich meist gut behandelbaren Erkrankungen – nicht ausreichend erkannt und behandelt.

Inzwischen gibt es einige gute bis sehr gute Ratgeber etwa von Lempert, Haid, Hamann & Schwab und Füsgen , die die organischen (körperlichen) Anteile des menschlichen Gleichgewichtssystems und dessen Erkrankungen darstellen. Bei den wissenschaftlich ausgerichteten Werken gilt dies etwa für die Bücher von Scherer, Haid, Stoll und Westhofen. Was allerdings nur – meist sehr – kurz angerissen wird, ist der seelische Anteil der menschlichen Balance, und zwar sowohl in seinen gleichgewichtserhaltenden wie seinen gleichgewichtsstörenden Anteilen.

Körperliche Krankheiten offenbaren sich durch Anzeichen von Schmerz, Fieber, Lähmungen oder sichtbare Körperveränderungen. Dies sind alles Symptome, die im wahrsten Sinne des Wortes *be-greif-bar* sind.

Viele seelische Veränderungen werden dagegen als schwer zu fassende, sozusagen *un-be-greif-liche* Störungen erlebt. “Die Seele” hat nicht die Möglichkeit, sich für alle verständlich, z.B. sprachlich auszudrücken. Sie bedarf anderer Formen, ihre Botschaft “herüberzubringen”. Dies geschieht eben oft indirekt über körperlich empfundene Beschwerden.

So sind die von seelisch bedingtem Schwindel Betroffenen fest davon überzeugt, dass ihr Schwindel organisch begründet ist. Seelische Ursachen erscheinen ihnen unwahrscheinlich, unglaublich und auch unannehmbar. Daher ist es – auch bei bestem Willen – oft nicht einfach, die Psyche und ihre Krankheiten zu erkennen.

Letzteres liegt auch daran, daß es – immer noch – weitestgehend “verpönt” ist, seelisch zu erkranken. Denn anders als bei einem Gleichgewichtsausfall oder einem noch so leichtsinnig verschuldeten Beinbruch, wird beim psychischen Leiden gleich die Frage laut, ob man sich denn nicht “anstelle” oder – insbesondere beim Schwindel – nur “simuliere”.

Auf diesem weiten Feld soll in diesem Buch dem Phänomen des Seelischen im menschlichen Gleichgewicht und seinem Schwinden bei Schwindel nachgegangen werden. Dabei kann gleich festgestellt werden, dass die Seele (zumindest im irdischen Leben) ohne Körper wohl keine Wahrnehmungs- und Ausdrucksmöglichkeit haben kann. Deswegen soll diese körperliche Realität – je nach Bedeutung – mit dargestellt werden.

1. Grundlagen

1.1 Die Grundlagen des körperlichen Gleichgewichtssystems

Wer sich im Raum orientieren will, ist darauf angewiesen, sich "einen Eindruck"

- von der Schwerkraft (Gleichgewichtsorgane)
- von der unmittelbaren (Nase und Tastorgane)
- und der näheren Umgebung (Augen, Ohren) zu verschaffen.

Das menschliche Gleichgewichtssystem stützt sich dabei mit Hilfe vielfältiger Nervenverschaltungen im wesentlichen auf die Informationen aus:

- den Augen
- dem Gleichgewichtsorgan
- dem Gehör
- den sogenannten "Körpereigenfühlern" in den Muskeln, Sehnen und Gelenken
- und dem Tastsinn.

Weitergeleitet über die Rückenmarksbahnen und die Hirnnerven werden diese Informationen meist unbewusst und in Millisekunden-Schnelle im Gleichgewichtszentrum mit früheren Bewegungserfahrungen verglichen und bewertet.

Wird eine "Störung" festgestellt, folgen in der Regel sofort und "unwillkürlich" Reaktionen, um wieder ein ausreichendes Gleichgewicht herzustellen.

In aller Regel geschieht dies in Form von Muskelaktivitäten und Augenbewegungen (ausführlich dazu s. z.B. Lempert, Haid).

Wenn dabei die gewohnten (bis dahin erfolgreichen) Muster nicht ausreichen, sind wir Menschen in der Lage, uns einige der vielen Gleichgewichtseindrücke bewusst zu machen.

Dies ermöglicht uns, auch neue Wege einzuschlagen und – manchmal – schwierige Situationen sogar vorausschauend zu beeinflussen.

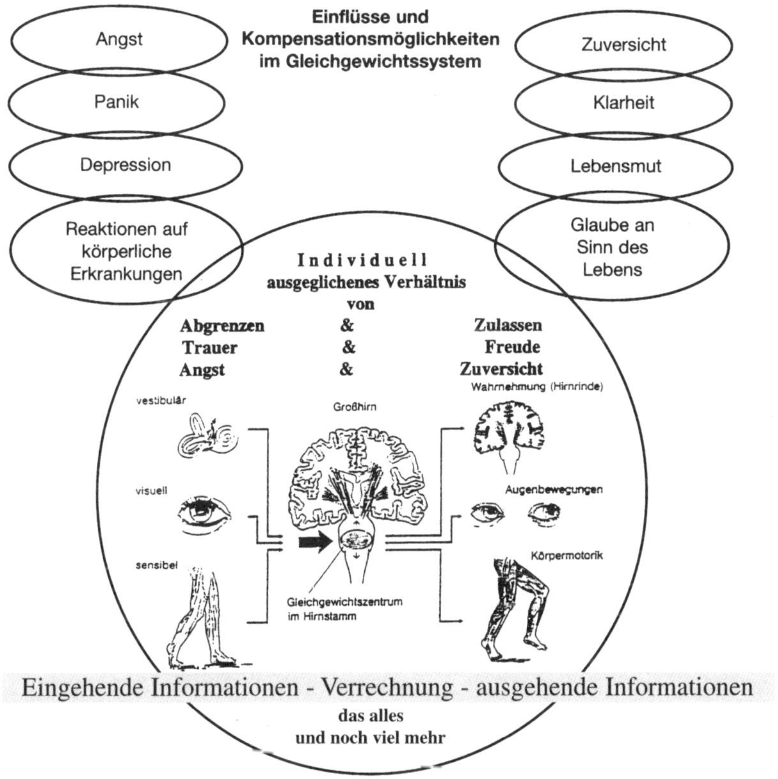

Abb.: 1 Das Gleichgewichtssystem. Eingehende Informationen – Verrechnung im Gleichgewichtszentrum – ausgehende Informationen (Modifiziert nach Lempert 1994).

1.2 Die Grundlagen des seelischen Gleichgewichtssystems

Genauso wie es ein körperliches Gleichgewicht gibt, existiert auch ein psychisches oder "seelisches" Gleichgewicht. Zwangsläufig stellt sich dabei gleich die Frage: Was ist überhaupt Seele und – möglicherweise auch noch – wo findet sich diese? Diese Frage ist so alt wie Menschen denken können (Ein ausführlicher Überblick findet sich in: Hinterhuber, H. (2001): Die Seele. Natur- und Kulturgeschichte von Psyche, Geist und Bewusstsein. Springer).

Dabei wurde die Existenz der Seele im Laufe der menschlichen Entwicklung lange Zeit ganz selbstverständlich gemeinsam mit dem Körperlichen gesehen.

Das Symptom Schwindel ist seit den Anfängen der Heilkunde bekannt, konnte aber bis ins 19. Jahrhundert hinein noch keinem Sinnesorgan zugeordnet werden, so dass man es als Ausdruck einer Nervenkrankheit ansah. 1791 stellte der jüdische Arzt und Philosoph Markus Herz in seiner umfangreichen Arbeit „Versuch über den Schwindel“ fest, dass das Wesen des Schwindels „nicht ausreichend geklärt“ sei und das der Schwindel unter den Krankheiten, die im Körper und in der Seele zugleich ihre Quelle haben, eine vorzügliche Stelle einnimmt. ... nicht selten habe er „seine wirkende Ursache bloß im widernatürlichen Zustand der Seele“.

Schwindel sei daher derjenige Zustand der Verwirrung, in welchem die Seele sich wegen der zu schnellen Folge ihrer Vorstellungen befindet. (Aus: Walter, L. E. und Beleites, E.: In Stoll, 2001)

Obwohl Herz damals schon viele Schwindelarten unterschied, konnte er zu seiner Zeit noch keine besseren Mittel empfehlen als den Baldrian und den Pyrmonter Brunnen. Dieses und andere Bäder erlebten durch den Schwindel “einen raschen Ausbau”. Dabei sollten diverse Diäten bei Schwindel helfen. Empfohlen wurden gebratene Hühner, Tauben oder dergleichen mit ein wenig Lorbeeren oder Wacholderbeeren.

Erst im Laufe des medizinischen Fortschrittes wurden beide, Körper und Seele, mehr und mehr getrennt und auch die Seele auf ihre stoffliche Seite hin hinterfragt. In diesem Sinne konnte mit zunehmender “Aufklärung” Descartes (überspitzt) formulieren: “Ich denke, also bin ich”. “Logischerweise” kam auch die Frage auf, ob die Seele nicht “einfach” ihren Sitz im Stammhirn und im limbischen System hat. Dort werden gefühlsbetonte Impulse wahrgenommen, interpretiert und “automatisch” in Aktionen umgesetzt – meist bevor das Bewusstsein überhaupt “erfährt”, was geschehen ist.
In dieser Konsequenz wäre es möglich zu denken, dass auch die Seele “nur” ein erworbenes evolutionäres Programm mit deutlich emotionalen Komponenten ist.

Inzwischen denken Neurophysiologen (Roth, Damasio, Hüther) darüber nach, wie das Gehirn die Seele macht. Dabei finden sie auch durchaus stimmige Antworten und – für Wissenschaftler notwendig: geordnete Regelkreise.

Unbestritten bleibt dabei, dass diese emotionale Intelligenz kein Luxus ist, sondern überlebenswichtig für das, was Menschwerdung und das spezifische “Mensch – Sein” ausmacht. Dabei wirken Körper und Seele sicher eng zusammen und beeinflussen sich gegenseitig. Möglicherweise sind sie gar nicht voneinander zu trennen, sondern sozusagen zwei Seiten einer Medaille. So wie es keine Wahrnehmung ohne Emotion gibt, so ist ein Mensch ohne Gefühle “wie tot”.

So hält dann auch A.R. Damasio, als moderner Hirnforscher, Descartes ein "Ich fühle, also bin Ich" entgegen und sieht in der Psyche das, was das Leben vom Tod unterscheidet.

Sicher scheint auch, dass unser "Denken" nur einen Bruchteil unserer Regungen, Hirntätigkeiten und Motive bewusst erlebt oder gar steuert und – laut Roth – oft nur den "Pressesprecher unserer Gefühle" macht, während "die Regierung" auf ganz anderen, dem Bewusstsein oft kaum zugänglichen Ebenen entscheidet. So sorgt unser Gehirn dafür, dass das, was wir tun, im Einklang mit unseren Erfahrungen steht. Unsere Autonomie (Selbständigkeit) beschränkt sich dabei auf die Fähigkeit, aus uns selbst heraus zu entscheiden.

Damit bestätigen die modernen Hirnforscher die von Freud aufgestellte Vermutung, dass das Unbewusste, und nicht etwa das Bewusste den Menschen regiert, was damals "ungeheuerlich" erschien und auch jetzt noch eher ungute Gefühle auslösen kann.

"So wenig, wie die Beine das Gehen erfunden haben oder die Augen das Sehen, so wenig hat das Gehirn das Denken erfunden. "Beine sind die Antwort der Evolution auf das Bedürfnis nach Fortbewegung auf festem Boden gewesen. Augen waren eine Reaktion der Entwicklung auf die Tatsache, dass die Oberfläche der Erde in einer Strahlung erfüllt ist, die von festen Gegenständen reflektiert wird. Dieser Umstand erst gab der Evolution die Möglichkeit, Organe zu entwickeln, die sich dieser Strahlung zur Orientierung bedienten."

(v. Ditfurth, Der Geist fiel nicht vom Himmel, 1997)

So gesehen seien die Augen also ein Beweis für die Existenz der Sonne, so wie die Beine ein Beweis sind für das Vorhandensein festen Bodens und die Flügel für die Existenz von Luft. Deswegen wollte er auch annehmen, dass unser Gehirn einen Beweis für die reale Existenz einer von der materiellen Ebene unabhängigen Dimension des Geistes darstellt.

Dementsprechend vermutete er, dass auch das Universum schon "Geist" gehabt hätte, bevor es überhaupt Menschen gab. So schloss er, dass die Evolution unser Gehirn und unser Bewusstsein allein deswegen hervorbringen konnte, weil ihr die Realexistenz dessen, was wir mit dem Wort "Geist" meinen, die Möglichkeit gegeben hat, in unserem Kopf ein Organ entstehen zu lassen, dass über die Fähigkeit verfügt, die materielle mit der geistigen Dimension zu verknüpfen.

Wenn wir nun von der Seite der Neurophysiologen immer detaillierter hören können, wie unser Gehirn “Seele macht”, lohnt sich m.E., nunmehr folgender Frage nachzugehen “Wie erzeugt die Seele ihr dienliche Strukturen im Gehirn?”

1.2.1 Die Entwicklung des Seelischen

Schaut man sich die Entwicklung des “Seelischen” an, so fällt auf, dass die wichtigsten Gefühle oder Emotionen beim Säugling und Kleinkind noch sehr körperlich ausgedrückt werden.

Ist ein Kleinkind zufrieden, so strahlt es; wenn es Hunger oder Durst hat, unbequem liegt oder gewickelt werden muss, so schreit es.

Im Verlaufe des normalen, gesunden Wachstumsprozesses entwickelt sich dann ein immer breiterer Fächer von emotionalen Qualitäten:

- *Lust* differenziert sich in Zufriedenheit, Freude, Vertrauen, Glaube, Liebe, Hoffnung, Zärtlichkeit
- *Unlust* differenziert sich in Angst, Furcht, Scham, Schuld, Ekel, Trauer, Hilflosigkeit, Hoffnungslosigkeit.

Man könnte diese Mechanismen als “Ver- und Entsorgungsunternehmen der Seele” betrachten, die eben genau dazu dienen, dem Menschen ein optimales inneres und äußeres Gleichgewicht (Homöostase) zu verschaffen.

Unsere emotionale Entwicklung vollzieht sich also stets in enger Wechselwirkung mit unserer Umgebung. Und diese besteht da wir zu Anderen in Kontakt stehen, – ebenfalls aus Menschen. Meist sind das die Eltern und Geschwister; im weiteren Sinne das Dorf oder die Stadt, die kulturelle Umgebung, das Bundesland und/ oder der Staat.

Dieser “Reifungsprozess” der emotionalen Qualitäten geschieht aber nicht automatisch. Er muss erlernt, erarbeitet, gefördert, geübt, neuen Bedingungen angepaßt und erhalten werden. Auch hier ist das Gleichgewicht ständig im Fluss. Der seelische “Reifungsprozess” scheint aber bei “überflutendem” Druck oder “grenzüberschreitender” Not umkehrbar.

Dann kann es beim Menschen wieder zu einem Rückfall (Regression) in körperlich empfundene (somatische) Reaktionen (von kleinen Kindern) kommen, d.h. die Seele muss sich wieder zunehmend mehr über den Körper ausdrücken.

Dies ist oft bei älteren (vereinsamenden) Menschen zu beobachten, wenn sie – etwa nach dem Verlust eines Partners – mit ihrer Krankheit fast genauso im Dialog stehen wie mit ihrem ehemaligen Partnern. (Erstmalig beschrieb dies der Leibarzt Freuds, Max Schur, in der Theorie der De- und Resomatisierung.)

1.2.2 Bedingungen für das seelische Gleichgewicht

Inzwischen können nach den Psychologen auch Neurophysiologen einige wichtige Bedingungen für eine erfolgreiche Erhaltung des seelischen Gleichgewichtes bei immer neuen Belastungen und Herausforderungen benennen. Sehr anschaulich hat dies G. Hüther in seinem anregenden Buch: "Bedienungsanleitung für ein menschliches Gehirn" getan.

Schon in frühesten Jahren erkunden demnach diejenigen Kinder, die eine sichere Bindung zu mindestens einer erwachsenen Bezugsperson aufgebaut haben, deutlich mehr, mutiger und neugieriger ihre Umwelt, als diejenigen Kinder, die eine unsichere Bindung aufweisen.

Das bedeutet, dass erst eine sichere Basis geschaffen werden muss, ehe man sich auf die Belastungen und Risiken neuer Situationen einlassen und sich mit diesen aktiv auseinander setzen kann. Dann wird es möglich, auf eigenen Füßen zu stehen, eigene Erfahrungen zu machen und sich in der Welt zurechtzufinden.

Wer auf diesem - selten einfachen – Weg Grunderfahrungen von emotionaler Geborgenheit und eigener Kompetenz machen konnte, ist später in der Lage, auch eine eigene Vorstellung von sich selbst zu entwickeln. Diese Vorstellungen können zu inneren Bildern werden, die uns Menschen Halt, Sicherheit und Orientierung bieten. Aus der eigenen Entwicklung gewachsene und immer neu bestätigt gefundene innere Überzeugungen können Menschen dann – erwachsen und allein – auch in schwierigen Situationen immer wieder neuen Mut für einen neuen Anfang geben, um ihr seelisches Gleichgewicht zu halten oder neu aufzubauen.

Es ist also nicht egal, wer, wo mit wem aufwächst. Um Grunderfahrungen von emotionaler Geborgenheit zu bekommen, ist es (meistens) "natürlich" einfacher, ein Neugeborenes kommt zu seinen leiblichen Eltern, als zu fremden Menschen. Dies gilt dann, wenn sich die Eltern selbst mögen, was ja i.d.R. dazu geführt hat, dass ein neues Wesen auf die Welt gebracht wurde.

Dann ist auch die Wahrscheinlichkeit, dass sich das heranwachsende, bedürftige Wesen und die Erwachsenen so ähnlich sind und dass sie sich auf Anhieb mögen größer, als wenn vieles erst einmal fremd blieben muss". Dies macht auch das gemeinsame Aushalten von unvermeidbaren Schwierigkeiten leichter:

Ein kleiner Junge verlor bei einem Spaziergang über den Markt seine Mutter. Nach langem Suchen wurde er weinend von hilfsbereiten Dorfbewohnern angesprochen. Sie fragten ihn, wie seine Mutter aussehe. Daraufhin erwiderte der Junge, seine Mutter sei die schönste Frau der Welt.
So wurde er zu den schönsten Frauen des Dorfes geführt, aber keine dieser Frauen war die Mutter des kleinen Jungen. In ihrer Ratlosigkeit fragten sie ihn immer wieder, wie denn seine Mutter aussehe, woraufhin er wieder bestätigte, seine Mutter sei die schönste Frau der Welt. Als letztes kamen sie zu einer kleinen, sehr unscheinbaren Frau, auf die der Junge freudestrahlend zulief und rief: "Seht ihr, meine Mutter ist die schönste Frau der Welt" – und für ihn war sie es auch.

Umgekehrt finden die meisten Mütter, dass ihr Kind das schönste ist – und das ist auch gut so. Allerdings brauchen Kinder über eine sichere emotionale Beziehung hinaus auch noch vielfältige, unterschiedliche Herausforderungen und Anregungen. Nur so können sie sich selbst erproben und eigene Kompetenzen entwickeln.

So gehören zu den Grundlagen des seelischen Gleichgewichtes zwei Tendenzen etwa im lebenslangen Ringen um das Verhältnis von Autonomie und Abhängigkeit (Kräfte), die nicht immer zusammen zu passen scheinen. Manchmal wirken diese – wie beim "Muskelspiel" zwischen Beugern und Streckern, auch direkt entgegen; und dann entscheidet "die richtige Mischung".

So ist für das seelische Wachstum zum einen die Herstellung des gewohnten Familiären notwendig. Zum anderen braucht die seelische Entwicklung notwendigerweise auch die Ablösung von den Eltern. Oft beginnt dies mit der Suche nach einer neuen, dem bisher Bekannten widersprechenden Erfahrung. Dies ist spätestens in der Pubertät mit ihrer Ambivalenz deutlich zu sehen, wenn Eltern "auf einmal komisch werden."

Zur Herstellung des gewohnten Familiären gehört dann auch, dass man als Erwachsener im späteren Leben versucht, seine soziale Umwelt nach dem Vertrauten zu gestalten. Dazu gehört – manchmal amüsanterweise oder zum Glück, dass Erwachsene in der Regel genau das machen, was die Eltern vormachten – oder genau das Gegenteil.

1.2.3 Gefahren für das seelische Gleichgewicht

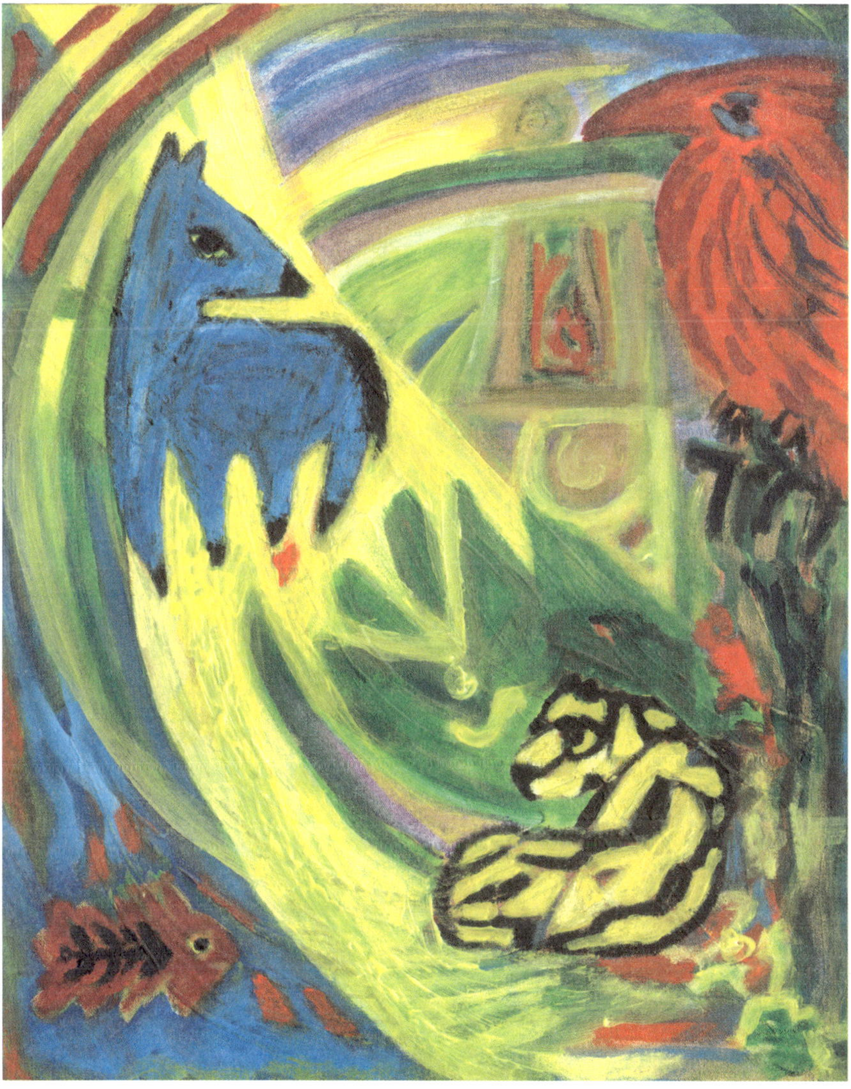

Abb. 2: Kein Leben ohne Gefahr

Immer wieder gefährdend für das seelische Gleichgewicht, aber auch weiterbringend, kann die Angst sein. Bei realer oder phantasierter Gefahr ist Angst das Lebensthema des Menschen schlechthin. Dabei ist Angst an sich prinzipiell nichts schlechtes. So ist es absolut sinnvoll, in tatsächlich gefährlichen Situationen sein Handeln noch einmal zu überdenken, oder sich gar "instinktiv" auf die Flucht zu machen.

Das gleiche gilt auch für die Angst, wenn im seelischen Gefüge Gefahr droht. Im Gegensatz zur Angst vor äußeren Objekten (Schlangen, Tigern usw.), ist eine innerlich erlebte Bedrohung nur schwer zu fassen. So kann man der Angst auch nicht einfach davonlaufen, denn man trägt sie in sich, mit sich – teilweise oder meist überwiegend unverstanden – herum und ist ihr dementsprechend tagtäglich ausgeliefert.

Dies kann sich (bei Angstkorrelaten) psychovegetativ ausdrücken, und zwar in Form von:

- nervöser Unruhe
- Schlaflosigkeit
- Schwitzen
- Herzklopfen
- Druck im Kopf
- Magenschmerzen
- *und/oder eben Schwindel ...*

Die Störungen und Krankheitsbilder, die dann entstehen können, lassen sich dabei in zwei große Gruppen unterscheiden: die ohne organische und die mit organischen Schädigungen.

Ohne organische Schädigungen werden

- die Somatisierungsstörungen,
- somatoforme Funktionsstörungen
- und die sog. funktionellen Symptome benannt.

Mit organischer Störung gehen all die psycho-somatischen Erkrankungen einher, bei denen letztendlich auch die organische Struktur leidet, in der sich Seelisches ausdrückt. Gemeinsam ist Beiden, dass sich hier Seelisches körperlich äußert, ohne das die eigentliche seelische Botschaft vom Betroffenen verstanden wird.

Angst kann sehr früh zum existentiellen Thema werden, wenn nicht mindestens ein Elternteil für das Heranwachsende zur Verfügung stehen kann. Eine andere (Bindungs-)Angst wird zum Dauerthema, wenn Bedingungen an das "so-Da-Sein-dürfen" des noch Unselbständigen gestellt werden.

Dies kann ganz dramatisch dann der Fall sein, wenn das "neu in die Welt Gekommene" nicht zu seinem Umfeld passt, sei es,

- weil es nicht erwünscht wurde
- weil es von seinem eigenen Charakter her "unbändig" ist, oder
- weil die Eltern vielleicht ein liebevolles, fürsorgliches Verhalten nicht er bringen können, weil sie es möglicherweise selbst nicht gelernt haben.

1.2.4 Eine gutartige Krankheit der Seele: Die Neurose

Im Umgang mit dieser, für ein heranwachsenden Menschen bedrohlichen Angst, kann als Ergebnis eine sog. Neurose entstehen. Was aber ist eine "Neurose" die zunächst durch Freud kränkend und später durch Woody Allens "Stadtneurotiker" so bekannt wurde, dass man glauben sollte, jeder zivilisierte Mensch hätte eine.

Die Neurose ist eine gutartige Krankheit der Seele. Sie entsteht in dem – mehr als verständlichen – Versuch, unangenehme, unerträgliche Gefühle von (innerlicher!) Angst, Unlust und von Schmerz zu vermeiden. Daher muss ein neurotisches Verhalten nicht unbedingt krankhaft sein oder Krankheitswert haben.

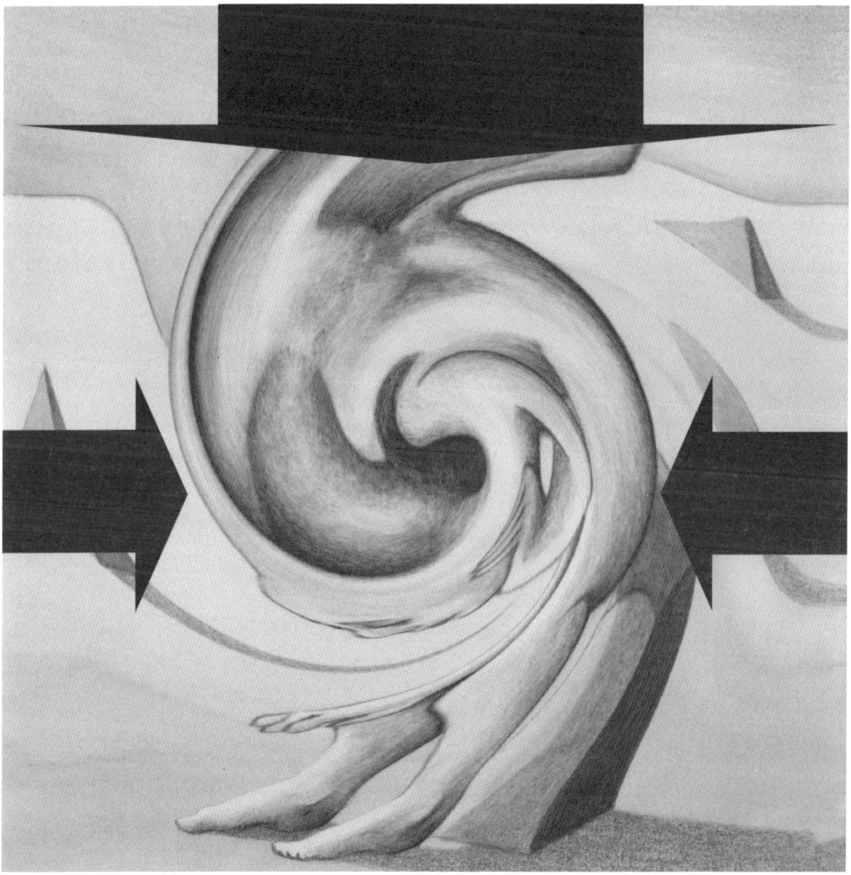

Abb. 3: Schwindel ohne Entschwinden ...
(Montage des Titelbildes von G. Gullaud: „Tinnitus: Leiden und Chance“)

Ebenso kann einer Neurose oft ein unbewusster, unbewältigter seelischer Konflikt zugrunde liegen. Das Grundthema wäre dabei der stetige Wunsch nach Versorgung und Zuwendung mit dem oft dazu parallel einhergehenden Bestreben nach Selbständigkeit und Unabhängigkeit von Anderen.

Wenn sich dabei mindestens zwei gleich starke Kräfte gegenüberstehen, von denen sich keine durchsetzen kann, kann der Kompromiss statt einer wirklichen Lösung mit all ihren emotionalen Kosten eine Neurose oder ein neurotisches Verhalten sein. Dabei kann sich ein eingeschränktes Verhaltensrepertoire festschreiben, und es im "Sowohl als Auch" Probleme geben. Klassisch ist dabei die Klage über die Eltern, die "unmöglich" sind und "krank machen", denen aber am Wochenende die Wäsche gebracht wird. Später kann dies die Klage über den Chef sein, der keine Struktur vorgibt, der man sich dann widersetzen kann.

Neurotisch kann es werden, wenn dies möglicherweise fast allen Außenstehenden, nicht aber dem Betroffenen selbst bewusst ist. So findet sich schon im neuen Testament die Erkenntnis, dass man den Splitter im Auge des Gegenübers oft besser sehe als den Balken vor seinem eigenen Kopf.

Der amerikanische Psychiater und Psychologe Paul Watzlawick hat die Neurose als einen Versuch bezeichnet, "mit immer mehr vom Selben etwas zu bewältigen, was qualitativ einer anderen Lösung bedarf".

Aus seiner lesenswerten "Anleitung zum Unglücklichsein" stammt folgendes Beispiel:

"Ein Polizist begegnete einem Mann, der, offenbar betrunken, unter einer Laterne den Schlüssel zu seinem Haus suchte.

Eine Zeitlang half der Polizist ihm dabei, dann fragte er ihn, ob er denn sicher sei, dass der Schlüssel hier verloren gegangen sei.

Natürlich nicht, antwortete der Mann, aber da, wo ich ihn verloren habe, ist es zu dunkel, als dass ich ihn finden könnte."

Die "Abwehr" und ihre Möglichkeiten

Um die Arbeitsweise der Neurose zu verstehen, muss nun ein wichtiger Vorgang erklärt werden, die so genannte „Abwehr".

Dieser – leicht negativ getönte – Begriff bezeichnet schlicht die seelische Regulationsleistung innerhalb der Neurose. Die Abwehr soll die innere (neurotische) Angst, Gefürchtetes oder Verpöntes an seelischer Energie "in Schach halten" (ausführlich s. König 1996). Dabei ist die Abwehr nicht wählerisch. Sie kann alles und jedes nutzen, was sie "ererbt" und gelernt hat. Dies entspricht in der Erlebensweise oft einem "Sandkastenniveau", außer, dass eben hier Erwachsene mit teilweise kindlicher Emotionalität und vor allen Dingen deren Heftigkeit reagieren und agieren.

Häufige und "reife" Abwehrmechanismen sind die der *Verdrängung* und der *Verleugnung* sowie der *Rationalisierung*. Verdrängung ist dabei der große Begriff für all das Unbewusste, sprich: für alles, was an unerlaubten oder gerade unpassenden Impulsen und Trieben "von innen" kommt. Im klassischen analytischen Sinne wären dies vor allem sexuelle Impulse. Im zivilisatorischen Leben werden diese – in Gesellschaft – erst einmal tunlichst unterdrückt; im partnerschaftlichen Bereich besser nicht immer.

Verleugnet werden Impulse von außen. Dies ist etwa zu beobachten, wenn jemand mit einer realen, objektiv fassbaren Angelegenheit von außen konfrontiert wird, dies für sich aber – unbewusst – so wahrnimmt, als wenn er selbst nichts damit zu tun hätte oder "das ganz anders verstanden hat".

Die *Rationalisierung* geht schon ein wenig differenzierter vor. Sie kann die abgewehrten Motive erkennen, löst sie aber – geschickterweise im Sinne der Abwehr unangenehmer Gefühle – aus dem emotionalen Zusammenhang oder ersetzt sie durch andere Begründungen. So sagt der Fuchs zum Raben, der ihn verspottet hat, weil er nicht an die Trauben kommen konnte: "Die Trauben sind mir viel zu sauer."

Konversion meint, Seelisches symbolisch körperlich auszudrücken.
Im Konversionssymptom wird auf eine unbewusste Weise etwas symbolisiert, was dynamisch zu einer emotionalen Entlastung führt. Hinter dem Konversionssymptom Schwindel stünde im psychodynamischen Verständnis eine beschriebene unbewusste Phantasie, die dargestellt wird. Das Symptom hat damit einen beschreibbaren sinnbildlichen Ausdrucksgehalt. Dabei kann der Schwindel häufig für eine existentielle Verunsicherung bei emotionalen Krisen stehen, etwa Abhängigkeiten, Ambivalenzen oder Gewissenskrisen.

Der emotionale Konflikt tritt durch den Schwindel in der Hintergrund und entlastet ihn so unbewusst durch die Symptombildung – oft zu einem hohen Preis.

Hysterische Anfälle waren zu Zeiten der Jahrhundertwende noch gesellschaftlich akzeptiert und häufig, bis Freud die geheime Botschaft der Hysterie entschlüsselte. Damit verlor dieser "Schwindel" weitestgehend seine Funktion und damit seine Attraktivität.

Eine *Regression* bezeichnet die Wiederbelebung früherer Erlebnisweisen, im Extremfall denen eines Kleinkindes an der Mutterbrust. Regression geschieht meist, wenn erwachsene seelische Regulationsmechanismen versagen. Dies kann im Rahmen eines – individuell überfordernden – seelischen Vorgangs ablaufen. Es kann aber auch dann auftreten, wenn etwa durch eine unheilbare Krankheit das Leben nicht mehr aktiv zu gestalten ist. Dann kann das Zurückweichen in die Regression das restliche Leben erträglich erscheinen lassen.

Regression werden können Menschen, wenn sie sich überfordert fühlen. Bewusst oder unbewusst erstreben sie einen eindeutigen Rückzug aus der Welt der Arbeit, der Verantwortung und den an sie gestellten Anforderungen. Dabei können sie das Symptom des Schwindels subjektiv nicht selten als stimmige Begründung für ihren Wunsch erleben, "ich würde ja so gerne noch weiter arbeiten, aber ich kann einfach nicht mehr", oder: "wie soll ich denn arbeiten, wenn ich dauernd *drohe,* umzukippen". Bei letzterem ist oft die Frage, ob der Schwindel dem Patienten droht oder der Patient mit Schwindel.

Herausgestellt werden muss immer, dass die obigen Abwehrformen – so "neurotisch" sie sein mögen, Leistungen sind, die sich erst im seelischen Wachstum entwickeln müssen. So gibt es auch seelische Entwicklungen, bei denen sich erst gar keine "funktionsfähige!" "Neurosen-Struktur" bilden konnte.

Menschen mit einem "erhaltenen Entwicklungsschaden" (tiefenpsychologisch "Frühgestörte" und "Persönlichkeitsgestörte" genannt), stehen diese Abwehr- und Regulationsmechanismen nicht zur Verfügung.

Diese müssen versuchen, ihre innere Angst mit "unreifen" Abwehrmechanismen im Zaum zu halten. Dies geschieht oft mit den Mechanismen der *Projektion* und *Spaltung*. Projektion meint hier die Verlagerung von Impulsen von innen nach außen. Konkret heißt das für den Betroffenen, dass er den eigenen aggressiven Impuls nicht bei sich selbst wahrnehmen kann. Statt dessen vermutet er, der Andere bedrohe ihn und mache ihn – deswegen – "aggressiv".

In der Spaltung werden die eigenen Gefühle, wenn sie in ihrer Widersprüchlichkeit nicht "allein" aushaltbar sind, auf mehrere Personen verteilt,

- von denen die eine wütend,
- die Andere traurig
- und die Dritte hilfsbedürftig sein kann.

Auf diese Weise wehren Frühgestörte die für sie kaum aushaltbare Situation ab, und müssen dabei "übersehen", dass die meisten Menschen sowohl gute wie weniger gute Anteile haben.

Strukturen im Umgang mit der Angst

Je nachdem, in welchem Entwickungsabschnitt eine Schädigung entsteht, kann sich ein bestimmter Umgang mit der Angst verfestigen, um im sozialen Umfeld überleben zu können. Dieser Umgang mündet oft in mehr oder weniger feste Strukturen, die Vor- und Nachteile haben.

Eine Gefühle abspaltende, sog. *schizoide (nicht schizophrene!) Struktur* kann (oder muss) in der menschlichen Entwicklung sehr früh entstehen. Wenn ein Kind im ersten Lebensjahr wenig zwischenmenschlichen Umgang hatte oder vernachlässigt wurde, dann hilft diese Struktur, ohne große emotionale Zuwendung auszukommen, was für ein soziales Wesen nachhaltige Konsequenzen hat.

So steht der Schizoide zeitlebens in dem Widerspruch zwischen dem Wunsch nach absoluter Nähe und grenzenloser Distanz. Er sehnt sich nach jemandem, mit dem er sich "wortlos" versteht, und fürchtet sich zugleich, in dessen der Nähe "vernichtet" zu werden.

Depressive Strukturen können entstehen bei denen, die eine zuwendende Bindung zwar kennen gelernt haben, diese aber auch wieder dauernd als gefährdet erleben mussten. Eine häufig vorkommende Gefährdung ist, dass Zuwendung nur *unter bestimmten Bedingungen* gewährt wird. Die Liebe hatte für Depressive also immer eine Voraussetzung – und das prägt das weitere Leben.

Sich selbst zu wenig mögend, umsorgt der Depressive so Andere in einer Art und Weise, die oft aufdrängend erscheint. Das ist sie auch, da sie die Erwartung von Gegenleistung zumindest in Form von Dankbarkeit voraussetzt. So opfern sich depressive Männer oder Frauen auf: für die Familie, für andere, für "den Staat", für die Firma. Letztlich bekommen sie aber nie so viel zurück, wie sie erwarten.

Eine *Zwangsstruktur* kann durch eine Erziehung entstehen, die besser den Namen "Dressur" tragen würde. Diese früher sicher häufigere Form der "schwarzen Pädagogik" verkennt und bestraft eigene Impulse als Willkür und lässt nur wenig Freiraum für die Persönlichkeitsentfaltung.
Dementsprechend sind zwanghaft Strukturierte existentiell darauf angewiesen, alles "richtig" zu machen. Zumindest müssen sie das Gefühl haben, alles richtig gemacht zu haben. Dies ist ebenso aufwendig wie real unmöglich und mit entsprechender Not verbunden.

Eine *(klassische) hysterische Struktur* kann – wenn bis dahin alles einigermaßen gelungen ist – im 4. und 5. Lebensjahr entstehen. In dieser Entwicklungsphase geht es um den realen, bewusst erlebten Eintritt "des männlichen Parts" (meist des Vaters) in die bis dahin meist auf die Mutter ausgerichtete emotionale Beziehungsstruktur. Wenn diese Phase nicht adäquat durchlebt wird, kann die tänzerisch- schauspielerische hysterische Struktur mit Unsicherheit in der Gefühls- und oft auch in der Geschlechtsidentität entstehen. Das zentrale Erlebenselement für die Außenstehenden *und* die Betroffenen(!) ist dabei oft der Unterschied zwischen Schein und Sein.

Unabhängig von diesen (als neurotisch bezeichneten) Verarbeitungsformen entsteht eine narzisstische Struktur bei der Störung des Selbstwertgefühls. Entgegengesetzt zu einem depressiv Strukturierten, der andere viel wichtiger nimmt als sich selbst, hält der Narzisst sich selbst für den wichtigsten Menschen. So erlebt er sich mit herausragenden Eigenschaften, während andere Personen wenig oder kaum als solche wahrgenommen werden, außer in den Funktionen für IHN. Dabei entsteht wahrscheinlich die *narzisstische Struktur* aus einem hochgradigen Mangel an Wertschätzung in der Kindheit, die der Narzisst versucht, "phantastisch" auszugleichen. So bleibt die Selbstüberschätzung als Kompensation real erlebter mangelnder Wertschätzung durch andere im Erwachsenenleben die zentrale Persönlichkeitseigenschaft.

Wohl nur in glücklichen Sonderfällen werden die hohen Erwartungen auch eingelöst. Dann erhält der narzisstisch Strukturierte genügend Anerkennung. Die meisten narzisstisch Strukturierten haben aber gerade wegen ihrer übersteigerten Erwartung an sich selbst wenig – sie selbst zufrieden stellenden – Erfolg.
Bei all diesen Strukturen muss man immer berücksichtigen, dass dies Extremvarianten sind.

Bei sog. "normalen" Menschen kommen alle vier bis fünf Charaktereigenschaften "gut verteilt" vor. Das ist auch nötig, denn diese Strukturen bergen nicht nur Gefahren, sondern ermöglichen überhaupt erst soziale Leistungen:

- Schizoide besitzen die Fähigkeit, quer zu denken. Sie können ungeachtet gesellschaftlich behafteter Denkweisen große wissenschaftliche Leistungen bringen. Sie können unerbittlich "um der Sache" willen weiter forschen und haben damit großes, teilweise aber auch Schreckliches in die Welt gesetzt.
- Kein helfender Beruf käme ohne deutlich depressive – mitfühlende – Anteile aus.
- Wozu sollte ein Briefträger eine Postsendung genau dem bringen, an den sie adressiert ist, wenn er nicht zumindest ein Stück weit –gut strukturiert– zwanghaft handelte.
- Kein Schauspieler würde unsere Freude hervorrufen können, wenn er nicht zumindest einen gehörig hysterischen Anteil hätte.

Dabei ist nicht jeder depressiv Strukturierte dauernd depressiv und auch nicht jede Hysterische dauernd auf der Bühne. Es kommt auf die Bewältigung der derzeitigen Lebensaufgabe an, ob dafür die erworbenen Grundstrukturen ausreichend sind oder eben nicht.
So können depressiv-Strukturierte ein ganzes Leben lang glücklich bleiben, solange sie für sich entsprechende Partner oder Bezüge finden, denen sie "dienen" können und für die sie dann zumindest minimal emotional entlohnt werden.
Bricht aber eine Beziehung oder ein Aufgabenfeld ab bzw. stirbt ein Partner oder wird man gar des Depressiven "bei lebendigem Leibe" überdrüssig, so ist z.B. der Schwindel eine sehr häufige Form des Zusammenbruchs.

Wie kann ein neurotisches Symptom entstehen?

Das Grundmodell der Tiefenpsychologie ist das des *reaktualisierten Entwicklungskonfliktes*. Dies meint, dass im Laufe der oben anskizzierten Entwicklungslinien Grundkonflikte ungelöst blieben, die sich dann im Erwachsenenleben mit anderen Menschen wiederholen. Das Klassische wäre z.B. die "Verwechslung" des Chefs mit dem strafenden Vater oder die der Ehefrau mit der zu viel oder zu wenig liebenden Mutter. Dann kann es in spezifischen Situationen – reaktualisiert – für den Erwachsenen zu Reaktionen kommen, die emotional denen noch schutz- und wehrlosen Kleinkindes entsprechen. In dieser "Verwechslung" lassen sich manche, eigentlich lösbaren Probleme, z.B. bei Fragen der Kompetenz, nicht lösen.

So kann die Zuständigkeit einer Unterschriftsberechtigung emotional zu einem Konflikt zwischen eigenständigen Bestrebungen und Unterwerfung – unter eine Vaterfigur – werden.

Dann kann der Schwindel Ausdruck der Ohnmacht und ein – schlechter – Lösungsansatz sein, der den Betroffenen aus den krankmachenden Bedingungen "herausfallen" lässt. Dabei verkennt der Erwachsene (meist), dass er jetzt "eigentlich" erwachsenere Möglichkeiten unter Seinesgleichen hätte. Diese sind im Zweifel ausbaufähig, wobei z.B. die Psychotherapie helfen kann.

Das zweite Modell für die mögliche Entstehung einer Neurose ist das der *erhaltenen Entwicklungsdefizite*. Hier finden sich "strukturell" stärker geschädigtere Personen. Diese sind in ihrer (sicher einst lebensrettenden) Reaktion auf ihre schwere Schädigung "persönlichkeitseigen" fixiert und haben dies als Persönlichkeitsmerkmal behalten.

Typischerweise reagieren diese Menschen selbst auf – für andere – "geringfügige" Belastungen und Herausforderungen "überzogen". Sie sind dabei fixiert auf hysterische, zwanghafte, schizoide oder depressive eigene Persönlichkeitsmerkmale – mit entsprechend sozial schwierigen Konsequenzen.

Ein Unterschied ist dabei oft zu bemerken: während die "neurotisch Leidenden" an sich leiden, so leiden unter den Persönlichkeitsgestörten meist die Anderen.

So "merken" Zwangs-Neurotiker, dass ihr Ordnungstrieb und ihre Neigung, Stifte exakt nebeneinander zu legen und wiederholt zu sortieren, mit großem Aufwand verbunden ist und auch einmal peinlich sein kann. Oft leiden sie auch darunter.

Zwanghafte Persönlichkeiten gehen davon aus, dass "ihre Ordnung" so sein muss. Für sie liegen alle anderen "falsch" – selbst wenn alle anderen in der erschlagenden Überzahl sind.

Eine dritte Möglichkeit, Neurosen zu entwickeln, ist ein erlebtes und dann nicht ausreichend verarbeitetes Trauma. Dabei fallen entsprechende Schäden um so nachhaltiger aus, je früher im Lebenszyklus das Trauma geschieht.

Von der Verhaltenstherapie her werden Neurosen als verfehlte Lernvorgänge angesehen. Während die klassische, tiefenpsychologische Neurosenlehre am stimmigsten erklären kann, *warum* Symptome auftreten, kann die Verhaltenstherapie aufzeigen, wie diese aufrecht erhalten werden und in ihren Auswirkungen auch behandelbar sind. Dabei zeigt sich dann oft genug, dass ein Verhalten gut gelernt und erhalten geblieben sein kann, auch wenn der eigentliche Konflikt nicht mehr von Bedeutung ist.

2 Was kann das Gleichgewicht stören?

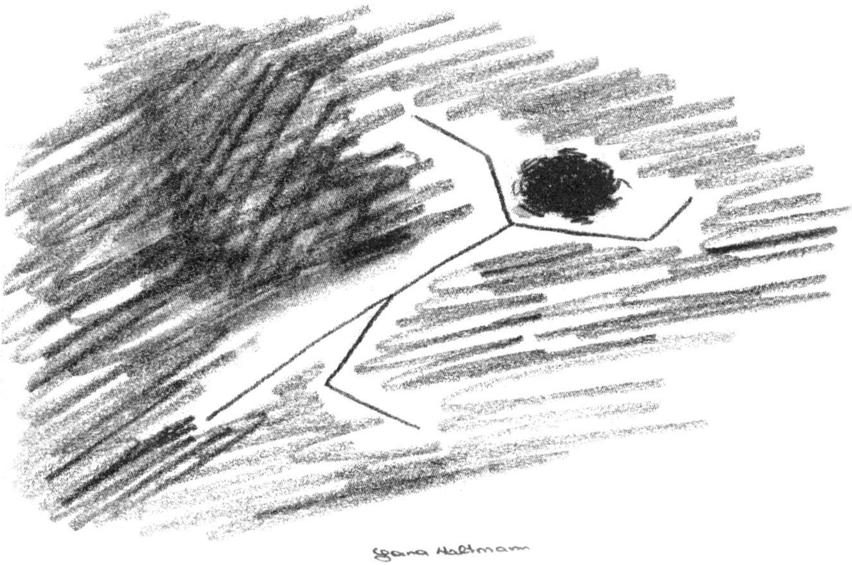

Abb. 4: Schwindel, wenn Tragendes aus dem Lot gerät.

Meist ist der Schwindel der Ausdruck einer Orientierungsstörung des Menschen im Raum. Dies kann auch bei ganz gesunden Menschen vorkommen, wenn besondere Bedingungen gegeben sind, z. B. bei einer Seefahrt, Ballonfahrt oder auf einem hohen Aussichtsturm.

Generell kann Schwindel ausgelöst werden,

- wenn eine der am Gleichgewicht beteiligten Komponenten erkrankt und/oder gestört ist,
- wenn es "Missverständnisse" ("Kollisionen") zwischen der verschiedenen am Gleichgewicht beteiligten Komponenten gibt.

Dann wird der Begriff "Schwindel" benutzt für Gefühle

- des Schwankens,
- der Unsicherheit
- und des Taumels

also hinsichtlich des Körpererlebens *und* des Schwindens der Sinne.

Schwindel ist dann *zweierlei*: ein körperlicher Vorgang und ein "gefühltes" Erleben. Schwindel wird aber – ungebrochen – auch benutzt hinsichtlich des – aktiven – Erzählens der Unwahrheit. So kann Schwindel nicht nur den physischen, sondern auch den psychischen und den *moralischen* Verlust des Gleichgewichts ausdrücken (Lamparter 2002).

Um die einzelnen – "wie von selbst" – aufeinander abgestimmten Komponenten durcheinanderzubringen, kann es schon ausreichen, wenn man sich vorstellt, dass das Gleichgewicht *n i c h t* trägt.

Vielleicht schließen Sie

– nachdem sie den folgenden Abschnitt gelesen haben -

einmal für 3 Minuten die Augen ...

und lassen – in der Phantasie – zu,

dass sich die Erde

(um Sie herum)

dreht

und sich vor Ihnen ein

L o c h

auftun könnte.

Im "richtigen Leben" ist der Schwindel aber meistens – ähnlich wie der Schmerz – ein Alarmzeichen für eine Erkrankung, die der Abklärung bedarf. Glücklicherweise sind die meisten Schwindelformen gutartig und lassen sich erfolgreich behandeln. In 30-50% aller Gleichgewichtsstörungen tritt Schwindel bei seelischen (psychischen) und bei manchen psychiatrischen Erkrankungen auf. Das sind vor allem solche Erkrankungen, bei denen hohe Anteile von – meist unbewussten – Ängsten und Depressionen vorliegen. Die möglichen Beschwerdebilder bei "Abweichungen vom Gleichgewicht" fasst Lamparter (2002) wie folgt zusammen:

- Die enge funktionelle Verknüpfung der Zentren der Raumorientierung mit dem Limbischen System führt zu den klinischen Beziehungen des Schwindels: zu Angst und zu Depression, vor allem aber zu der Empfindung des stark Unangenehmen, der typischen Unlust.
- Zu Übelkeit und zum Erbrechen kommt es bei der Aktivierung des nahegelegenen (medullären) Brechzentrums im Stammhirn.
- Augenbewegungen (Nystagmen) entstehen durch mangelnde Aussteuerung des (vestibulo-occulären) Reflexes von den Gleichgewichtskernen zu den Augen.
- Taumel kann entstehen durch mangelnde Integration der Reflexe von den Gleichgewichtskernen zu den Rückenmarksbahnen (des vestibulär-spinalen Reflexgeschehens).

Sicher ist, dass sich ein häufigeres Schwindelgeschehen nicht nur auf das Brechzentrum, die Augen und die Muskelaktivitäten auswirken *kann*, sondern auf das Befinden des ganzen Menschen.

Schwindel ist dabei ein Symptom, das, wie Eckhardt Henn 1997 sehr genau beschrieb, ganz spezifisch das Gefühl der Kontrolle beeinträchtigt. Der große Psychiater Viktor von Weizsäcker bezeichnete daher 1967 den Schwindel treffend als ein "urkankhaftes Symptom".

2.1 Der seelische Schwindel

Mit seiner exakten Beobachtungsgabe hat schon 1895 Sigmund Freud als ein Pionier der Seelenerforschung den Schwindel bei Angsterkrankungen beschrieben:

> *"Der Schwindel bei Angsterkrankungen besteht (in der Regel) nicht aus einem Drehschwindel, sondern in einem spezifischen Mißssbehagen, begleitet von den Empfindungen, dass der Boden wogt, die Beine versinken, dass es unmöglich ist, sich weiter aufrecht zu halten. Dabei sind die Beine bleischwer, zittern oder knicken ein. In seinen leichteren Formen ist der Schwindel als Taumel zu bezeichnen, in schwerer Ausbildung stellt er sich als Schwindelanfall mit oder ohne Angst dar. Zum Hinstürzen führt dieser Schwindel nie. Allerdings kann ein solcher Schwindelanfall auch durch einen Anfall von tiefer Ohnmacht vertreten werden. Andere ohnmächtige Zustände bei der Angstneurose scheinen von einem Herzkollaps abzuhängen. Der Schwindelanfall ist nicht selten von der schlimmsten Art von Angst begleitet und häufig mit Herz- und Atemstörung kombiniert." (Freud 1895)*

Der psychogene Schwindel ist häufig ein Anzeichen dafür, dass *im seelischen (psychischen) Gleichgewicht* etwas durcheinander gekommen ist oder etwas vernachlässigt wurde. So können – scheinbar plötzlich – Schwindelempfindungen entstehen bei für den Betroffenen unbegreiflichen, verwirrenden Affekten oder "inneren" Wahrnehmungen, die Angst auslösen.

Aber bei einem noch so seelischen Geschehen ist immer wesenhaft eine körperliche Dimension mit einbezogen. Dies dürfte daran liegen, dass unsere ganze Existenz nur in den Dimensionen des Raumes und der Zeit denkbar ist. Wir haben – schon bevor wir zur Welt gekommen sind – eine "innere Vorstellung vom Raum und der Schwerkraft", die sich im Laufe der Evolution bewährt hat und die nicht jeder neu entdecken, wohl aber für sich anpassen muss.

Paul Schilder (1942) beschäftigte sich als einer der späteren Psychoanalytiker viel mit Gleichgewichtsfragen. In seinem Entdeckereifer nahm er – wohl doch überzogen – an, dass (bei Neurosen) sich verfestigende (unbewusste) Konflikte gar organische Veränderungen im Gleichgewichtsorgan bewirken könnten. Seine Vermutung war, dass ein Sinnesorgan wie das des Gleichgewichts, das nur halbbewusste Eindrücke empfängt und zu einer instinktmäßigen, primitiven Beweglichkeit führt, gerade auf Gefühle empfindlich reagieren müsste. So schrieb er 1942:

> *Die Fehlfunktion (Dysfunktion) des Gleichgewichtssystems (Vestibularapparates) ist häufig der Ausdruck zweier einander widersprechender psychischer Tendenzen; darum treten in fast jeder Neurose Schwindelgefühle auf. Die Neurose kann in der Vestibulargegend organische Veränderungen zeigen. Schwindel zeigt Gefahr im Bereich des Ichs an und tritt dann auf, wenn das Ich seine synthetisierende Funktion in den Sinnen nicht mehr ausüben kann. Er tritt aber auch dann auf, wenn im Zusammenhang mit Bestrebungen und Wünschen so widersprüchliche motorische und haltungsmäßige Impulse auftreten, dass sie miteinander nicht mehr vereinbart werden können (Schilder 1942).*

Noch später, 1983, beschrieb der Psychologe Modestin symbolische Deutungen des Schwindels. Er interpretierte den seelischen Schwindel als *Zeichen* für ...

- etwas, das aus den Fugen geraten ist,
- die Sehnsucht nach Stütze und Halt,
- das Übergangsphänomen von einem Zustand in den anderen, bei dem ein Gleichgewicht verloren und ein neues wiederhergestellt werden muss.

Ebenso *könne* der Schwindel Ausdruck der Untragbarkeit einer Situation sein. Die Kraft geht verloren, der feste Halt fehlt, man ist nicht „im Stande“ zu tragen, im Gegenteil, sondern wünscht, getragen zu werden. Stabilität und Kontrolle gehen verloren, die Unsicherheit und die Angst machen sich bemerkbar.

Scheinbar dazu im Widerspruch stehend könne der Schwindel aber auch zu einer – zumindest vorläufigen Konflikt“lösung” führen. Die sicher – für alle Seiten *un*befriedigende Lösung – bestehe darin, dass der Entscheidungs- und Entschluss-Unfähige aus – für ihn – nicht mehr auszuhaltenden Gegebenheiten herausfalle und damit ein Zurückziehen von Konflikt und Problem erreicht wird.

So wie also Schwindel einen (inneren) Konflikt auszudrücken vermag, so kann er auch ein Zurückziehen von den Problemen bedingen (Modestin 1983).

Da trotz aller Suche und Vermutungen die Seele keinen festen, oder gar organisch fassbaren Platz im Körper zu haben scheint, ist es sinnvoll, sich dem seelischen Schwindel über sein Erscheinungsbild zu nähern. Dabei muss man sich auf die Empfindungsebene in der emotionalen Welt des betroffenen Patienten begeben. Dann lassen sich zur Orientierung – bei aller Individualität und unterschiedlichsten Erscheinungen – dennoch Anhaltspunkte finden, die therapeutisch genutzt werden können.

So sollen im folgenden die verschiedenen Konstellationen geschildert werden, in denen ein seelischer Schwindel auftreten kann.

2.1.1. Sinneseindrücke widersprechen sich

Der Höhenschwindel

Wann immer verschiedene Anteile aus dem Gleichgewichtssystem sich widersprechende Informationen wahrnehmen oder vermitteln, kann Schwindel auftreten. Dies geschieht solange, bis ein übergeordnetes Zentrum es schafft, beides (dennoch) "unter einen Hut zu bekommen", im Zweifelsfall durch eine bewusste Entscheidung.
Ein in diesem Sinne harmloser und organisch zu erklärender (!) Schwindel bei körperlicher Gesundheit ist der *Höhenschwindel.*

Beim Höhenschwindel, genauer gesagt: beim Stehen vor einem Abgrund (nicht etwa im Flugzeug) übertragen die Augen andere Informationen als die Gleichgewichtsorgane.

- Die Gleichgewichtsorgane vermitteln den Eindruck, auf festem Untergrund und tragendem Boden zu stehen,
- die Augen blicken – dem widersprechend – am Abhang in die Tiefe des unendlichen Abgrundes.

Da die Augen beim Menschen das führende Sinnesorgan schlechthin sind, entsteht eine starke, zunächst unbewusste Orientierung nach Anhaltspunkten (Fixierungspunkten), die eben sehr tief liegen. Dies zieht einen regelrechten "Sog" nach unten nach sich. Anschaulich dargestellt ist dies etwa in dem Hitchcock-Film "Vertigo". Dies löst berechtigte und (überlebenswichtige) *Angst* aus! Sobald dabei das *be-*

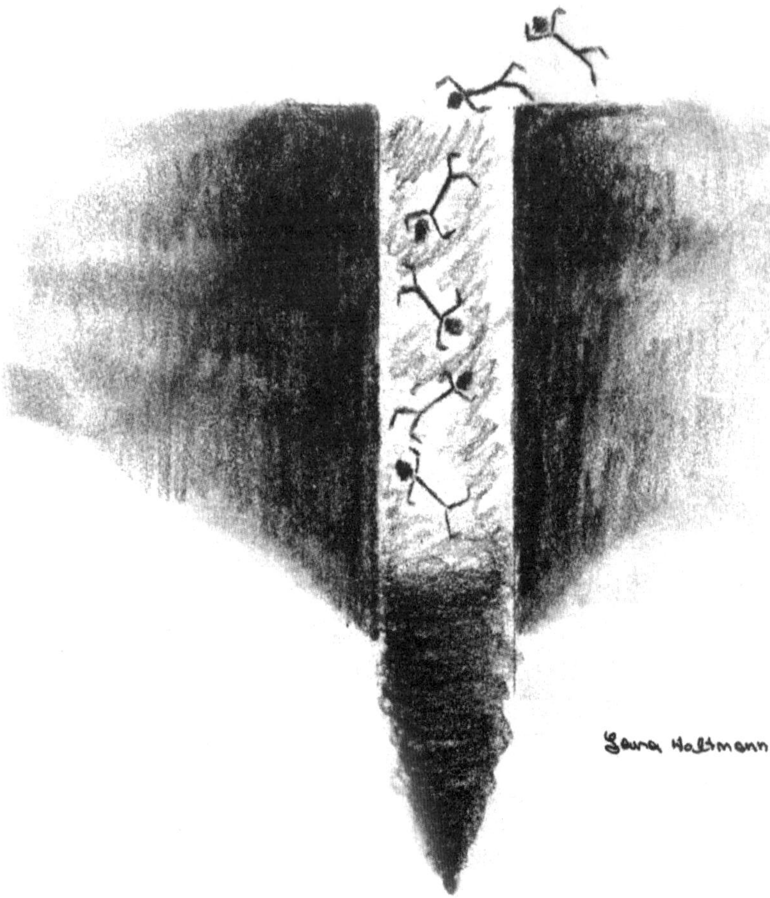

Abb. 6 “Es zieht wie in einen Abgrund“

wusste Denken “eingeschaltet” wird, folgt in der Regel der “vernünftige”! Handlungsimpuls, sich – ein wenig nach hinten – in Sicherheit zu bringen.

Dabei könnte man es belassen, wenn nicht aus beruflichen (Dachdeckern) oder anderen wichtigen Gründen (Mutprobe!) ein Umgang mit diesen Situationen nötig wird.

Dann ist der Umgang mit diesem “Datenkonflikt” trainierbar, da unser Gehirn in der Lage ist, hinzuzulernen. Dabei ist es sinnvoll, nach weiter entfernt gelegenen Orientierungspunkten zu blicken, bis die Gewöhnung eingetreten ist.

Gefährlich ist es aber, sich “Mut anzutrinken”.

2.1.2 *Schwindel aus Überlastung (Neurasthenie)*

Wenn die eigenen Kräfte ausreichend überfordert werden, können sich auch bei körperlich kerngesunden Patienten Schwindelphänomene zeigen. Beim Haus- und auch beim Facharzt bekommen sie das freundliche Ergebnis präsentiert: "Bei Ihnen ist alles in Ordnung, Sie haben keinen Tumor, man sieht keine Veränderungen im EKG, alle Stoffwechselwerte in Ordnung". Dennoch haben sie ein "unbegreifbares" Leiden, das etwa mit "sekundenweisen Aussetzern" (ohne Bewußtseinsverlust) einhergeht,

- in einem "Versagen" der Kreislauffunktion mündet,
- oder im Zusammensinken oder Zusammenbrechen endet, als wäre die Welt *"ver-rückt"*.

Dies ist oft schon bei jungen, ehrgeizigen, überengagierten Berufstätigen, Männern wie Frauen zu beobachten. Diese gehen dann in der Arbeit nicht nur auf, sondern eben manchmal auch unter. Fatal ist es, wenn sie "zum Ausgleich" auch noch ein exzessives Freizeitleben führen, um nicht "out zu sein".

Obwohl jeder Teilaspekt des Arbeits- und Freizeitverhaltens für sich allein problemlos und wichtig sein kann, so kann die Gesamtmenge zur Überanstrengung und Erschöpfung der körperlichen und "nervlichen" Reserven führen. Zu viel des Guten ist eben zu viel.

Dabei wird im Schwindel ein Kontrollverlust erlebt, der den ansonsten völlig geplanten "Lifestyle" ungeheuerlich unterbricht. Dies hat oft eine möglicherweise bisher nie gekannte Angst in einer bedrohlich unerklärlichen Form zur Folge.

Hier sind Medikamente (allein) sicherlich nicht sinnvoll.

Eher ist ein Nachdenken darüber angebracht,

- was im Leben tatsächlich wichtig ist und ob es dafür mehr als nur den einen Weg über "ständige Leistung" gibt;
- was ich mir an Ausgleich und Spaß gönne oder
- inwieweit sowohl die körperlichen wie auch die seelischen Reserven für diesen besonderen Lebensstil ausreichend sind, ohne im schwindelnden Zusammenbruch zu enden.

Dies muss ggf. auch psychotherapeutisch erarbeitet werden.
Tödlich für die Seele und für den Körper sind Fit-Halte-Drogen wie Ecstasy.

2.1.3 Der "phobische Attackenschwankschwindel"

Ein häufiger seelischer Schwindelzustand, in dem die Angst (griechisch: Phobie) eine entscheidende Rolle spielt, wurde von den Neurologen Brandt und Dieterich (1986) als "phobischer Attackenschwankschwindel" bezeichnet. Einen solchen Schwindel erleiden Patienten in bestimmten sozialen Situationen (z.B. in Kaufhäusern, Konzerten, bei Besprechungen) oder angesichts typischer auslösender Sinnesreize (Brücken, leere Räume, Straßen). Als Auslöser vermuten sie eine ängstliche Eigenbeobachtung und Fehlabstimmung zwischen dem, was gesehen und was empfunden wird (s. Phantasiebeispiel S. 27).

Dadurch können bis dahin gewohnte Handlungsweisen (Sicht- und Handlungsmuster) ängstlich hinterfragt und in der Folge aktive Kopf- und Körperbewegungen als passive Beschleunigungen oder Scheinbewegungen erlebt werden. Daraus ergibt sich charakteristischerweise die Kombination eines Benommenheitsschwindels mit subjektiver Stand- und Gangunsicherheit. Dies wird – verständlicherweise – mit einer oft zunehmenden, manchmal in Windeseile ansteigenden Vernichtungsangst empfunden.

Dies alles geschieht – in der emotionalen Welt der Erkrankten – obwohl sie tatsächlich stehen und gehen können. Die Betroffenen fühlen sich organisch krank. Sie klagen dabei typischerweise nicht in erster Linie über die "Angst", sondern über den "Schwindel". Nicht die ängstliche Beobachtung hat für sie das Schwindelgeschehen ausgelöst. Sie glauben verständlicher- aber fälschlicherweise, dass der Schwindel die schreckliche Angst ausgelöst habe.Dieses Erscheinungsbild ist sehr häufig, wobei die Nähe zur Platzangst auffällt:

2.1.4 Platzangst: Offene Räume werden eng

Bei der Platzangst (Agoraphobie) tritt der Schwindel oft als Ausdruck der Angst auf. Unterschieden wird eine Unterform mit Panikstörung und eine ohne Panikstörung. Das kann oft zu "hinweg-schwindendem" Schwindel mit "Schwinden der Sinne" führen. Nicht selten tritt dabei eine übersteigerte Atmung (Hyperventilation) ein, die gar zu "Krämpfen" führen kann.

Frau A. Eckhardt-Henn, eine Psychosomatikerin und Gleichgewichtsforscherin der Universität Mainz, hat 1997 darauf hingewiesen, dass sich viele Schwindelerkrankungen, die dem phobischen Attackenschwindel mit dem zentralen Element der Angst zugeschrieben werden, auf die nun weiter auszuführenden Angst-Erkrankungen und depressiven Erkrankungen zurückführen lassen. Diese können typischerweise mit Schwindel einhergehen.

2.1.5 Schwindel statt unangenehmer Gefühle

Wenn im seelischen Gefüge Gefahr droht, äußert sich für den Betroffenen zunächst vieles “unverständlich”. So fällt es oft schwer, daran zu erkennen, was zu ändern ist. Dann kann man versuchen, im “Unbewussten“ seiner Not versuchen, dennoch “etwas” zu finden oder nach außen zu verlagern. (Damit ändert sich zwar noch nichts an der eigenen Not, man bekommt aber wenigstens eine “Adresse”. Deutlich wird dies z.B. bei Phobien).

Dies geschieht häufig im Rahmen einer depressiven Entwicklung. Dann *kann* der Schwindel *anstelle* der Angst, aber auch anstelle von anderen “unangenehmen” oder “nicht aushaltbaren” Emotionen, etwa Lust, Ekel oder auch Wut in den Vordergrund bzw. in das Bewusstsein treten.

Dabei zeigen sich aus der Dynamik der seelischen Vorgänge (psychodynamisch) heraus, einige typische Konflikte (Widersprüche zwischen nicht oder nur schwer miteinander zu vereinbarenden, *wichtigen* Impulsen) und/oder Grundsituationen in folgenden Kernbereichen:

1. **Konflikthafte äußere Lebensbelastungen**
   Besonders nach Trennungen und Verlusten (schwindenden Beziehungen), aber auch nach schweren Erkrankungen kann es zum Auftreten von Schwindelphänomenen kommen, ohne dass der depressive Inhalt dem Patienten bewusst wird.

2. **Abhängigkeitsentwicklung im Widerspruch zu Selbständigkeitswünschen**
   Dies kann typischerweise bei der Ablösung von den Eltern, aber auch von Ver trautem und “Heimatlichem” beobachtet werden.
   Es kann auch die Auseinandersetzung mit dem Vorgesetzten sein.

3. **Fehlende Konflikt- und Gefühlswahrnehmung**
   Hier spricht (im nicht wahrgenommenen Konflikt) die Krankheit für den Menschen.

4. **Tatsächliche Unterwerfung im Widerspruch zu dem Wunsch nach Kontrolle**

5. **Versorgungswünsche im Widerspruch zu Unabhängigkeitsbestrebungen**

6. **Selbstwertkonflikte, Gewissens- und Schuldkonflikte**

7. **Sexuelle Konflikte und Identitätskonflikte**

2.1.6 *Im Boden versinken*

Im folgenden soll ein – bis auf den Schwindel – fast unauffälliger Fall vorgestellt werden, bei dem die oben genannten Kernbereiche eine mehr oder weniger ausgeprägte Rolle spielten.

So berichtete eine 25-jährige attraktive Patientin, die eine überdurchschnittliche Intelligenz zeigte, dass sie unter extremer Unsicherheit und Schwindel in verschiedenen Situationen leide, besonders wenn sie im Zentrum der Aufmerksamkeit stehe.

Sie verspüre dann starkes Herzklopfen und den starken Drang, die Situation sofort zu verlassen. Manchmal tue sich regelrecht der Boden vor ihr auf, und sie wünsche nichts sehnlicher, dann darin zu versinken. Dies mache ihr große Angst, da sie diese Situationen trotz allem nicht vermeiden könne.

Neuerdings müsse sie nach einer Beförderung, die sie gar nicht angestrebt habe, in ihrem Beruf oft Vorträge halten und Sitzungen leiten. Dabei könne sie sich diese Symptome „nicht leisten".

Sie habe oft schon im Vorhinein Angst, bei der Ausübung ihrer Tätigkeit zu versagen, und schlafe dann schlecht. Am liebsten würde sie wieder vom Schreibtisch aus telefonisch oder per E-mail ihrer Aufgabe gerecht werden. Das traue sie sich aber auch nicht zu erbitten, da sie ihren Chef nicht enttäuschen wolle.

Im Kontakt fielen vor allem Verspannung und Unruhe auf. Im Gespräch wurden besonders Ängste vor negativer Beurteilung anderer und die Befürchtung, nicht akzeptiert zu werden, deutlich. So glaubte die Patientin ständig, etwas falsch zu machen und von den anderen "schief" angesehen zu werden. Sie habe das Gefühl, dass alle ihre Unsicherheit bemerken. Es fanden sich keinerlei Anzeichen für organisch bedingte Gleichgewichtsstörungen.

Der lebensgeschichtliche Hintergrund

Die Patientin ist das älteste von vier Kindern. Der Vater war "oberkorrekter" Beamter, die Mutter Hausfrau. Bis zum Schuleintritt (Geburt ihres ersten Geschwister) verlief die Entwicklung unauffällig. Ihre Schwester sei dann Liebling der Mutter geworden und habe auch viel Aufmerksamkeit vom Vater erhalten. Meist sei der Vater aber beruflich unterwegs gewesen, und die Eltern hätten sich an den Wochenenden oft gestritten. Besonders einschneidend sei die Geburt des zweiten Geschwisters gewesen, da die Mutter kein weiteres Kind gewollt habe.

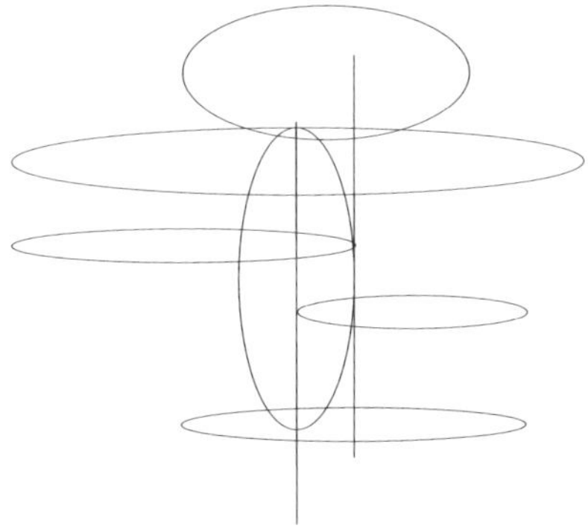

Abb. 7: Strukturen zerfallen

Zu der Zeit begann die Mutter, alkoholabhängig zu werden. Danach hätten Streit und ständige gegenseitige Vorwürfe das Familienklima bestimmt. Die Mutter habe in der Folge insbesondere die Patientin, aber auch die jüngeren Geschwister geschlagen. Unter Alkoholeinfluss habe sie Wiedergutmachungsversuche unternommen, die die Patientin zuerst verunsichert und später ärgerlich gemacht hätten, sie hätte dann Gefühle sowohl des Hasses als auch der Schuld der Mutter gegenüber entwickelt.

Als ältestes Kind habe sie unter der Alkoholabhängigkeit der Mutter am meisten gelitten, da sie sehr früh Verantwortung für den Haushalt und die jüngeren Geschwister übernehmen musste. Auch hätte sie sehr häufig Alkohol für die Mutter besorgen müssen, wofür sie sich sehr geschämt habe. Sie habe sehr häufig das Gefühl gehabt, in ihrer Familie stimme etwas nicht, habe sich sehr bemüht, Ordnung und Struktur zu schaffen und zu erhalten.

Die verunsichernde Situation zu Hause habe ihr dann auch Schwierigkeiten bereitet, sich von der Familie, für deren Wohl sie sich verantwortlich fühlte, zu trennen. Sie sei sehr schüchtern gewesen und habe keinen guten Kontakt zu Gleichaltrigen gehabt. An ihre Schulzeit kann sie sich kaum erinnern, sie sei aber oft sehr traurig gewesen und habe keine Freude am Lernen empfunden. Ihre Leistungen sei sie sehr schlecht gewesen.

Mit 17 Jahren sei sie "irgendwie" von Zuhause ausgezogen und habe eine Arbeit begonnen. Eine längere Beziehung mit einem Mann habe sie nur einmal gehabt. Diese sei überwiegend durch Kampf gekennzeichnet gewesen. Sie stelle sehr hohe Ansprüche an den Partner. So lebte sie allein. Sozialkontakte habe sie hauptsächlich zu Frauen und über berufliche Bezüge.

Zusammenschauend zeigt sich, dass die Patientin in ihrer Kindheit und Jugendzeit "für eine normale Entwicklung" ungünstigen Einflüssen und traumatisierenden Ereignissen ausgesetzt war.

Bis zu ihrem 5. Lebensjahr ist sie der Liebling des Vaters gewesen, was sich durch die Geburt der nachfolgenden Geschwister abrupt geändert hat.

Die Alkoholkrankheit der Mutter konnte keine verlässliche weibliche Identifikation ermöglichen, ebenso wie das Erlernen sozialer Fertigkeiten extrem behindert war. Kompensiert hat die Patientin diese schwierigen Ausgangsbedingungen teilweise mit ihren hohen kognitiven Fähigkeiten. Geblieben sind soziale Ängstlichkeit und das Gefühl, trotz objektiver Erfolge, nicht wirklich selbst für das Erreichte verantwortlich zu sein.

Wenn wir uns dieses Beispiel im Hinblick auf den Schwindel wie dessen Entwicklung näher betrachten, so fällt folgendes auf:

Die Patientin bekommt Schwindel in Situationen, in die sie eigentlich nicht hinein möchte. Dies entspricht dem klinischen Krankheitsbild der *sozialen Phobie.* Bei "sozialen Phobien" werden vor allen Dingen die Aufmerksamkeit und die kritische Beobachtung anderer Menschen situativ gefürchtet. Die Angst vor Beschämung spielt dabei eine entscheidende Rolle. In der Symptomatik ist dabei die an ein Objekt oder an eine Situation gebundene Furcht das Leitsymptom der Phobie.

Nun könnte man sich fragen: wie kann es dazu kommen, dass sie etwas macht, was sie eigentlich nicht möchte. Schließlich könnte sie doch einfach "Nein" sagen. Dabei gehört die Vortrags- und Öffentlichkeitstätigkeit direkt zu dem Beruf der Patientin. So könnte man fragen, wieso sie dann so einen Beruf ergreift, in dem Dinge nötig sind, die ihr ganz offensichtlich zusetzen.

Nun erfahren wir, dass die Weiterentwicklung und Beförderung in diese Position hinein eine war, die von der Patientin so gar nicht angestrebt war. Bis dahin saß sie auf einer Stelle, wo sie wenig mit Publikum zu tun hatte und wo sie sich hauptsächlich mit "Sach-"Fragen beschäftigen musste. Sie hatte sich – entsprechend ihren Möglichkeiten, aber auch ihren Ängsten – soweit arrangiert, dass sie nicht weiter auffiel. Zumindestens glaubte sie daran.

Es zeigte sich aber, dass sie ihre Aufgaben ganz gut und offensichtlich mehr als gut erledigte. So fand sie in ihrem Chef – ungefragt – einen Förderer, der erkannte, dass in dieser Frau mehr steckte, als sie sich selbst zutraute. Dabei war sicherlich von Bedeutung, dass sie vom Wesen her, wie eingangs beschrieben, nicht nur freundlich, sondern auch attraktiv war, was bei Männern durchaus positive, in diesem Fall auch fördernde, Gefühle auslösen kann. So hat bei ihr nun einerseits die – übliche amtliche "Beförderungsfalle" zugeschlagen. Andererseits erlebt sie – bewusst so gar nicht angestrebt – die Förderung durch den Vorgesetzten.

Um diesen nicht zu enttäuschen, “durfte” sie auch nicht “Nein” – sagen, sondern begab sich in eine Situation, die sie am liebsten vermieden hätte. Die dabei entstehende Angst kennen wir im Ansatz sicherlich alle, wenn wir in öffentlichen Räumen etwas darstellen oder vortragen sollen. Es kommt aber auch eine Komponente hinzu, die nur aus ihrem bisherigen Leben verständlich wird.

Denn – unabhängig davon, ob man dies lerntheoretisch oder tiefenpsychologisch deutet – zeigt sich, dass öffentliche Auftritte für die Patientin nach der Alkoholkrankheit der Mutter unangenehm, peinlich und teilweise mit Scham besetzt sind. Diese tiefe Grunderfahrung mit dem Wunsch, lieber unauffällig zu sein, scheinen so prägend, dass sich über die “normale Nervosität” hinaus der Patientin eher der Boden auftut, als dass sie sich in diese Situation hineinbegibt.

Gleichzeitig hat sie es nicht vermocht, bei einem sehr strengen Vater in der Kombination mit der nicht verlässlichen Mutter, eine eigene Position zu beziehen und in diesem Sinne auch einfach *bewusst*: “Nein” sagen zu können.

Sie stand also für sich in dem unauflösbaren Konflikt, die Erwartung des Vorgesetzten erfüllen zu wollen und andererseits die unendliche Furcht zu haben, dies nicht zu können.

Der sicher nicht optimale “Kompromiss” zwischen diesen beiden nicht miteinander vereinbarenden Impulsen war in dem Fall der Schwindel. Dieser bewirkte auch, dass die dabei sicherlich entscheidende Angstkomponente so nicht wahrgenommen werden konnte.

Schaut man sich diese Entwicklung unter Berücksichtigung der obigen Kernkonflikte an, so steht ganz im Vordergrund sicherlich der Widerspruch zwischen Abhängigkeitsentwicklung und Selbständigkeitswünschen. Hinzu kommt eine fehlende Konflikt- und Gefühlswahrnehmung und ein deutlicher Selbstwertkonflikt als das zentrale Moment in diesem Schwindelgeschehen.

Eine Rolle spielt sicherlich auch die Tatsache, dass es keine Entlastung im Privatleben im Sinne einer glücklichen Partnerschaft gibt. Im Gegenteil: die Patientin zeigt auch im privaten Beziehungsgefüge – das wurde in der späteren Therapie deutlich – ein sehr kompliziertes Muster. Das liegt nun– in Kenntnis der Lebensgeschichte – daran, dass sie für sich keine positive weibliche Identifikation erleben konnte. Weiter war das, was sie an männlichem Vorbild gelernt hat, nur wenig attraktiv. Dieses hat eher Angst als Zuneigung ausgelöst. Dementsprechend sind auch ihre bisherigen Partnerschaften gescheitert.

Die Grundlage für die Therapie war eine gute medizinische Abklärung, die der Patientin ihre Furcht nehmen konnte, organisch erkrankt zu sein.

Darüber hinaus ging es aber auch um ein Verständnis der für sie bis dahin nicht verstehbaren emotionalen Qualitäten, die sie regelrecht "überflutet" hatten".

Im weiteren Therapieverlauf war es dann wichtig, eigene Vorstellungen zu entwickeln, inwieweit sie lieber ihrem Vermeidungswunsch nachkommen würde oder aber der Erwartungs- und Förderungshaltung des Vorgesetzten. Dabei galt es auch abzuklären, inwieweit sie ihre tatsächlich vorhandenen Potentiale nutzen und dafür auch ein Stück Angst durchleben und durcharbeiten wollte.

In diesem Sinne wurde ein gezieltes Training angewandt, bei dem die Patientin die Situationen bewältigen sollte, in denen es ihr vorher schwindlig geworden war. Dabei wurde ihr persönlicher Schwierigkeitsgrad immer weiter gesteigert, um die Angst zu bewältigen. Darüber hinaus ging es in der therapeutischen Beziehung darum, ihre bisher ungünstigen Beziehungsgestaltungen korrigieren zu können. Dabei konnten ihre positiven Anteile und ihre Fähigkeiten so gespiegelt werden, dass daraus Selbstvertrauen erwachsen konnte.

In diesem Beispiel zeigt sich, dass eine sonst unauffällige junge Frau Schwierigkeiten dadurch bekommt, dass sie etwas Besonderes kann. Die Angst war dabei auch die Tür (Einladung) zur Bewältigung und die Chance, "mehr aus sich zumachen" – wie im klassischen Aschenputtel - Märchen.

Schon im Laufe der ersten sechs Monate kam es zu Verbesserungen. Die weiteren Monate waren gekennzeichnet durch deutliche Fortschritte bei der Bewältigung der Angst im privaten wie beruflichen Alltag. Die Patientin war nunmehr in der Lage, kleine Vorträge zu halten.

Allerdings gab es auch Rückfälle, als an die gesundende Patientin wurden auch neue Ansprüche formuliert wurden: Nach einem Wechsel in der Chefposition teilte der neue Vorgesetzte der Patientin weitere neue Tätigkeitsbereiche zu. Das führte dazu, dass erneut Symptome starker Angst, Unsicherheit, Herzklopfen, manchmal auch Schwindel auftraten. Bei aller Problematik konnte dieser Wechsel für einen weitgehend positiven Entwicklungprozess therapeutisch genutzt werden: Dabei lernte die Patientin allmählich, nicht jeden Rückschlag und nicht alle negativen – wiewohl sachlich begründeten – Rückmeldungen als persönliche Kränkung oder Aufdeckung ihrer Unsicherheit zu erleben.

Auf eigene Initiative ging die Patientin dann auch ihr Partnerschaftsproblem an. Nachdem sich "spontan" keine Ansprache eines für sie attraktiven männlichen Gegenübers einstellte, nahm sie über Partnerschaftsanzeigen Kontakt zu einem 10 Jahre älteren Mann auf.

2.1.7 *Reaktiver Schwindel nach einem ursprünglich organisch ausgelöstem Schwindel*

Nach organischen Gleichgewichtsausfällen, Kopfverletzungen, insbesondere nach Unfällen oder Beinbrüchen, kommen manche Menschen nicht mehr richtig "auf die Beine". Obwohl organisch "eigentlich" alles ausgeheilt sein müßte, bleibt eine Unsicherheit, ein taumeliges Gefühl, ein Schwindel. Dies ist durch die organische Erkrankung nicht mehr oder nicht allein ausreichend erklärbar.

Scheinbar erstaunlich bleiben anhaltende Angst- und Schwindelreaktionen häufiger nach leichteren Hirnverletzungen als nach Schweren. Dies könnte – so Lamparter (2002) – darin begründet sein, dass bei schweren Traumatisierungen das eigentliche Unfallgeschehen in der Erinnerung verloren geht, während der bei leichteren Unfällen erlebte Schock hingegen als Angstquelle erhalten zu bleiben scheint.

Um zu verstehen, wie es (überhaupt) dazu kommen kann, seien ein paar Grundzüge des – meist unbewussten Lernens anhand eines anschaulichen Beispiels vorangestellt:

Oft läuft uns schon beim Anblick des Essens "das Wasser im Mund zusammen". Das ist eine äußerst sinnvolle, biologisch wichtige Reaktion. Wird regelmäßig gleichzeitig zum Essen geläutet, so reicht nach einer gewissen Zeit allein das Läuten aus, um das Wasser im Munde zusammenlaufen zu lassen.

Was ist passiert?

Ein bis dahin im Zusammenhang mit dem Essen völlig unbedeutender Reiz (das Läuten) wird mit einer biologischen, schon immer vorhandenen Reaktion (der Essensaufnahme) gekoppelt. Die Folge ist, dass der ehemals unbedeutende Reiz die gleiche Reaktion auslöst wie der biologisch Sinnvolle. Bewährt sich die neue Verbindung zwischen Reiz (Läuten) und Reaktion (Speichelfluß), so kann auch das Läuten immer unspezifischer werden. Dann können immer mehr ähnliche Reize die obige Reaktion auslösen, wenn dies wiederum "belohnt" wird. Dies ist in diesem Fall dann gegeben, wenn dem "Reiz" auch das erwartete Essen folgt. Derartige Lernvorgänge finden häufig statt. Da wir uns damit nicht den ganzen Tag aktiv beschäftigen können, verschwindet vieles davon im Unbewussten.

So kann es uns z.B. nach einer gewissen Zeit unbegreiflich erscheinen, warum uns bei einem bestimmten Läuten immer das Wasser im Munde zusammen läuft. Falls uns dies stören sollte, kann der Lernvorgang umgekehrt werden und die Reaktion auf das Läuten wieder verschwinden.

Nun reicht beim Menschen im Gegensatz zu Hunden, mit denen der russische

Forscher Iwan Pawlow Anfang des Jahrhunderts experimentierte, schon das Denken an ein schmackhaftes Essen aus, um eine biologische Reaktion in Gang zu setzen.

Diese Macht der Gedanken, die wahrscheinlich nur bei Menschen so ausgeprägt sein kann, eröffnet uns viele Möglichkeiten, auch "vorausschauend" zu lernen, ohne jeden Lernschritt konkret in der Praxis durchführen zu müssen. So können wir zum Beispiel schon entscheiden, nicht vom Zehnmeterturm zu springen, wenn das Schwimmbecken gerade geleert ist, ohne dies vorher ausprobiert zu haben ...

2.1.8 Beispiel Menièresche Erkrankung

Bei der Menièreschen Erkrankung (M. Menière) handelt es sich um eine – organische – Erkrankung des Innenohres, die anfallsartig mit wiederholtem Schwindel einhergehen kann. Hinzu kommen ein meist schwankender Hörverlust und ein in der Regel tief klingender Tinnitus (Ausführliches zu den Grundlagen der Erkrankungen s. Schaaf, 2000).

Wie alles anfangen kann, beschrieb Prosper Menière, nach dem die Erkrankung später benannt wurde, 1861 so anschaulich, dass es hier im Original wiedergegeben werden soll:

"Ein kräftiger junger Mann wird plötzlich ohne erkennbare Ursache von Schwindel, Übelkeit und Erbrechen befallen. ....

Lässt sich der Kranke beim Hinlegen plötzlich in die waagerechte Lage fallen, so gerät das Bett nebst allen Dingen in der Umgebung in gewaltig kreisende Bewegung. Er glaubt sich auf der Brücke eines Schiffes, von mächtigem Schlingern geschaukelt, und alsbald tritt Übelkeit auf, genau wie im Beginn einer Seekrankheit.

Nimmt der Kranke dagegen beim Aufstehen plötzlich senkrechte Haltung an, so treten dieselben Erscheinungen ein, und will er sich in Bewegung setzen, so dreht er sich um sich selbst und fällt augenblicklich um.

Wie man alsdann beobachten kann, ist sein Gesicht blass, ... der Körper bedeckt sich mit kaltem Schweiß und alles deutet auf eine tiefe Angst hin."

Stellt sich dieses als existentiell bedrohlich erlebte Ereignis öfter ein, so wächst verständlicherweise auch die Angst vor der Wiederholung. Über die reinen Anfälle hinaus kann sich dann ein "ständiges" Schwindelgefühl bemerkbar machen.

Betroffene schildern dies oft so: Man sei taumelig, nicht standfest, wackelig, anekkend, wirr im Kopf, hätte ein dröhnendes Gefühl und Angst, oft sehr viel Angst. Ganze Tage seien nun "Menière-Tage". In bestimmten Situationen kann dieses Gefühl, verbunden mit Angst und Panik, dann erlebt werden wie ein organisch bedingter Menière Anfall, obwohl kein Augenzittern eintritt und der Menière- *und* Seelen-Kranke gerade stehen kann.

Medizinisch und psychologisch wird dies als "Psychogener Schwindel" bezeichnet. Wenn zuerst die Menièresche Erkrankung und dann der psychogene Schwindel auftritt, so wird dieser als "reaktiv" bezeichnet.

Was ist hier passiert? Der sehr organisch bedingte Schwindel beim M. Menière findet nicht in "sterilen Räumen", sondern in bestimmten, mehr oder weniger zufälligen Situationen statt und ist meist begleitet von:

- Gefühlen der Unsicherheit,
- Angst und Panik
- sowie von begleitenden "vegetativen" Symptomen wie Schwitzen, Blutdruckveränderung, Herzklopfen usw.

Im ersten Schritt löst – sehr organisch – eine Innenohrgeschehen den Schwindel und seine Begleiterscheinungen aus. Bei entsprechender Sensibilität, die bei jedem Menschen unterschiedlich ausgeprägt ist, können später gleiche Begleitumstände des Schwindelgeschehens für den Betroffenen vollkommen unbewusst – die selben Symptome auslösen wie ein organisch bedingter Schwindelanfall.

Diese Begleitumstände können sein:

- die räumliche Situation, in der der ursprüngliche Anfall geschah oder sich gar wiederholte
- eine ängstigende, bedrückende oder eine "den Boden unter den Füßen wegziehende", eher außergewöhnliche Situation,
- speziell beim Morbus Menière ein in der Lautheit zunehmender Tinnitus, der dem organisch bedingten Schwindelanfall vorausging,
- eine Kopfbewegung,

Diese lösen dann – auch ohne den Menière-Anfall – die oben genannten typischen Gefühle von Unsicherheit, Angst und Panik aus und können – begleitet von Herzklopfen, Schwitzen und Ansteigen des Blutdrucks – wie bei einem organisch bedingtem Schwindelanfall erlebt werden. Auch hier können im Laufe der weiteren Krankheitsgeschichte die auslösenden Faktoren immer unspezifischer werden. Dann können schon *ähnliche* Situationen zum Auslöser der Schwindel-Empfindungen werden. Dieser Vorgang wird als Reizgeneralisierung bezeichnet.

Hinzu kommt noch ein weiteres Phänomen. Die bei Schwindelanfällen fast schon natürlich auftretende Angst kann selbst wiederum wie ein *Schwinden* und *Schwindel* empfunden werden. Dies kann einen dauerhaften Prozess des Angst-Schwindels und der Schwindel-Angst einleiten. In der Folge sind beide für die Betroffenen nicht mehr unterscheidbar, weil diese Empfindungen meist überwiegend unbewußt – und teilweise parallel – verlaufen. Ohne die Hilfe von außen kommt es dann möglicherweise zu einer immer weiteren Einengung der eigenen Möglichkeiten und der Krankheitsbewältigung.

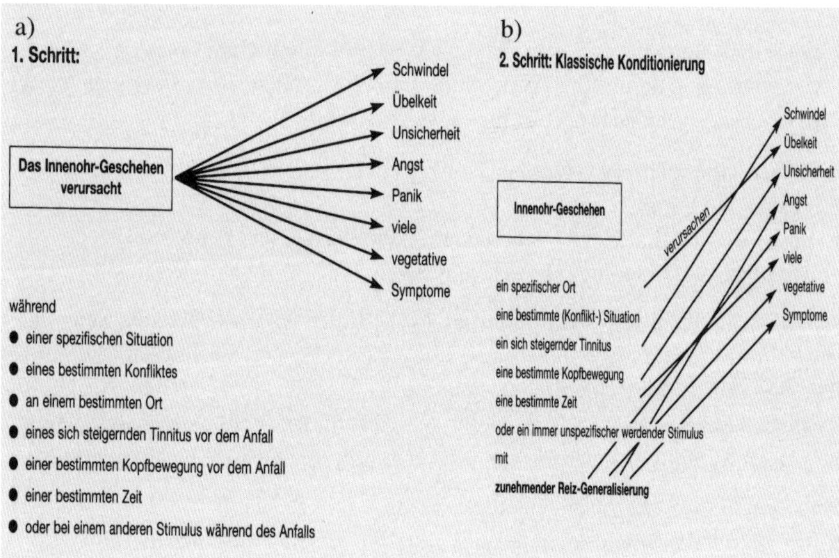

Abb. 7: Entstehung eines reaktiv psychogenen Schwindels:

a) Im ersten Schritt löst ein Innenohrgeschehen den Schwindel
mit seinen Begleiterscheinungen aus

b) bei entsprechender Sensibilität können später die Begleitumstände des Schwindelgeschehens – für den Betroffenen vollkommen unbewusst – die selben Symptome auslösen wie ein organisch bedingter Schwindelanfall.

2.2. Schwindel nach einer “abgeschlossenen” körperlichen Erkrankung

Der akute einseitige Gleichgewichtsausfall

Ein akuter, meist einseitiger Gleichgewichtsausfall ist im Gegensatz zum M. Menière ein einmaliges Ereignis. Dabei kann es aus völligem Wohlbefinden heraus schlagartig zu einem für mehrere Tage andauernden, heftigen Drehschwindel kommen. Dies gestaltet sich genauso wie bei dem durch Prosper Menière beschriebenen Anfall (auf S. 42). Anders als Bei M. Menière bessern sich die Beschwerden innerhalb von Tagen und verschwinden dann meist dauerhaft nach 2-3 Wochen vollständig. Dabei ist es wahrscheinlicher, einen Sechser im Lotto zu gewinnen, als im Rahmen dieses Krankheitsbildes einen erneuten Gleichgewichtsausfall zu erleben.

Trotzdem kann auch dieser einmalige Gleichgewichtsausfall als so erschütternd und existentiell bedrohlich erlebt werden, dass vieles bisher scheinbar Sichere in Frage gestellt wird. Dies scheint insbesondere bei Patienten der Fall zu sein, die ihr Leben vor dem Anfall in sehr geordneten Bahnen organisiert hatten.

Trifft der Gleichgewichtsausfall Menschen, die bis dahin vor so gut wie gar nichts Angst gehabt hatten, können diese durch die am eigenen Körper erfahrene Schwindelattacke nachdrücklich erschüttert werden. Das erinnert an den Schrekken dessen, “der auszog, das Fürchten zu lernen”.

Hinzu kommen kann ebenfalls ein reaktiver psychogener Schwindelanteil mit ähnlichen Mechanismen und Ergebnissen, wie dies für den M. Menière beschrieben wurde.

Weiter gibt es Anhaltspunkte für die Vermutung, dass selbst bei diesem so klaren organischen Schaden psychosomatische Gesichtspunkte in der Vorphase eine wichtige Rolle spielen können. So zeigte sich bei einem Patienten, dass seinem Gleichgewichtsausfall ein langjähriges, von ihm nicht wahrgenommenes Auseinanderleben seiner Ehe voranging. Seine Frau hatte schon lange eine “heimliche” Beziehung zu einem anderen Mann, mit dem sie sogar Urlaubsreisen unternahm.

Anscheinend konnte er dies nicht anders spüren als über einen massiven Gleichgewichtsausfall. In diesem “regressiven” Phänomen war der Schwindel ein Symptom dafür, dass “der Grund unter den Füßen verloren ging”. Hierbei kam der hartnäckigen Suche nach Hilfe sogar eine stabilisierende Funktion zu. Es war ihm dadurch möglich, die größte Zeit ein Abgleiten in eine massive seelische Erkrankung zu verhindern.

"Wieder auf die Beine", kam er erst Jahre später nach harter und bitterer Arbeit in der Psychotherapie, nachdem er vor allem seine Rolle in dieser nur noch scheinbar festen Beziehung bearbeitet hatte.

2.3 Vom Körper zur Seele und zurück:

Eine Fehldiagnose und ihre Behandlung

Bei einem 74-jährigen evangelischen Pfarrer wurde vor acht Jahren die Diagnose eines Morbus Menière gestellt. Gleich nach seiner Pensionierung sei erstmals ein heftiger Drehschwindelanfall aufgetreten. Dieser zog eine lang anhaltende Hilflosigkeit, Ohnmacht und Übelkeit nach sich. Ein HNO - Arzt stellte dann auch noch eine beidseitige Schwerhörigkeit fest. Beim gleichzeitigen Vorliegen eines Schwindels und einer Schwerhörigkeit habe man an einen Morbus Menière gedacht und so wurde der Patient erst mit Infusionen und "durchblutungsfördernden" Mitteln behandelt.

In den letzten sieben Jahren hätten sich die Schwindelanfälle öfter wiederholt, wobei die Heftigkeit in keiner Weise nachgelassen habe. Zugenommen habe aber dann die Verzweiflung und Ohnmacht. Auch sei eine Gangunsicherheit oft über Tage geblieben.

Der Patient schilderte uns auf Nachfrage, dass der Schwindel immer in bestimmten Bewegungssituationen aufgetreten sei. Seine Idee war deshalb, dass die Halswirbelsäule den Schwindel auslöst. Daher versuchte er ständig, Kopfbewegungen nach links zu vermeiden. Dabei hat er gut sichtbar eine Schonhaltung angenommen. Ihm selbst ist weiter aufgefallen, dass die Schwindelanfälle immer in Situationen mit großem psychischen Druck aufgetreten seien.

Bei der gründlichen Untersuchung der Halswirbelsäule zeigte sich tatsächlich eine deutliche Verhärtung der linken Nackenmuskulatur. Die Röntgenuntersuchungen ergaben allerdings keinen auffälligen Befund.

Im Hörbefund sah man zwar einen deutlichen Abfall im Hochtonbereich, nicht aber im Tieftonbereich, wie es beim M. Menière zu vermuten gewesen wäre. Auch war kein Tinnitus vorhanden.

Nach einer gezielten Befragung zeigte sich, dass das Schwindelereignis zeitlich und vom Schwindelcharakter her in zwei Anteile zergliedert werden konnte:

1. Den ersten Anteil machten für ca. 30 Sekunden bis (subjektiv sehr lang erscheinende) zwei Minuten dauernde heftige Drehschwindelattacken mit Fallneigung nach links aus. Dies “wirbelte” ihn mit Wucht zu Boden. Dabei drehte sich für ihn der Raum, und er bekam ein Vernichtungsgefühl – bei erhaltenem Bewusstsein

2. Dem folgte im zweiten Anteil für eine lange Zeit ein sich verfestigendes Gefühl der Ohnmacht, der Verzweiflung, des “Deprimiert-Seins” und der Unsicherheit. Dann könne er nur noch schwankend gehen und auch nur “gestützt” seinen Arzt aufsuchen. Dieses Schwindelgefühl halte über sechs Stunden, in einigen Fällen sogar über zwei, drei Tage an.

Bei einer anschließend durchgeführten Lagerungsuntersuchung konnten Schwindel und Augenzitterbewegungen (Nystagmus) festgestellt werden, wenn der Patienten zur linken Seite (1) gelagert wurde. Subjektiv äußerte er dabei einen – ihm vertrauten – heftig einsetzenden Schwindel, der nach 30 Sekunden abklang. Bei der Rechtslagerung traten dagegen weder Schwindel noch Nystagmus auf.

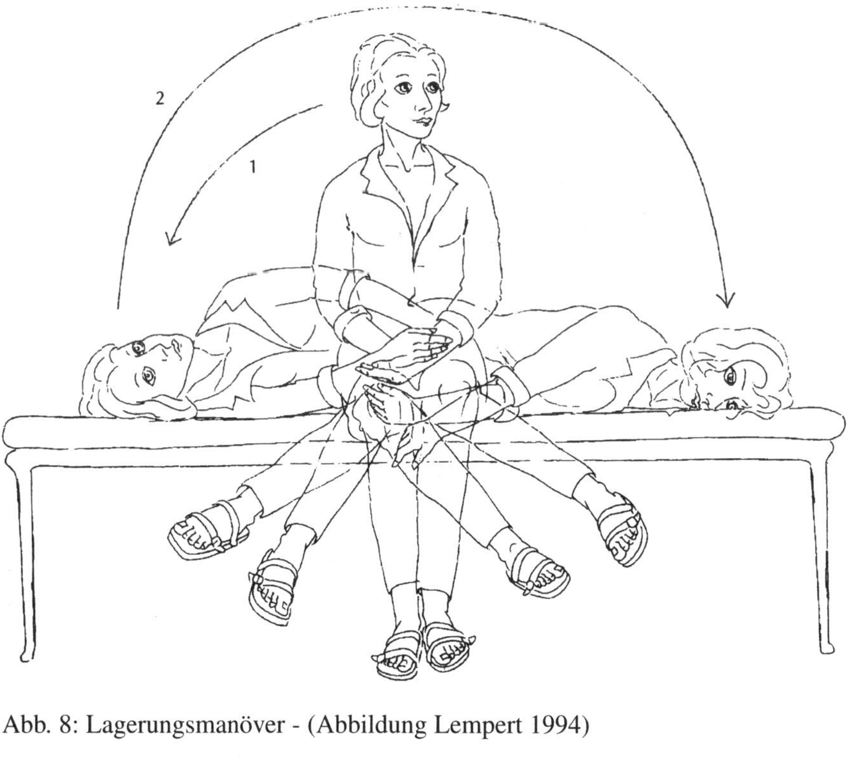

Abb. 8: Lagerungsmanöver - (Abbildung Lempert 1994)

So zeigte sich, dass der Patient nicht unter einem M. Menière, sondern unter einem – verkannten – gutartigen Lagerungsschwindel links litt.

Bei dieser Erkrankung des Gleichgewichtsorgans haben sich kleine Kalkkristalle (Otolithen) “verirrt”. Spontan oder etwa nach einer Kopfverletzung konnten sie sich aus einem Anteil des Gleichgewichtsorgans (Gleichgewichtssäckchen) ablösen und in einen “falschen” (Bogengang) abgelagern. Bei einem Lagewechsel geraten sie in Bewegung und verursachen dabei einen zwar kurzen, aber intensiven Drehschwindel. Die Schwindelattacken gehen einher mit spezifischen Augenzitterbewegungen (Nystagmen), die gut untersucht werden können .

Der zweite Teil des länger anhaltenden Schwindelgeschehens und die Hochtonschwerhörigkeit ließ sich über die Lebensgeschichte des Patienten aufklären. 1928 in Danzig geboren, war der Patient als Jugendlicher den Bombenangriffen der deutschen, und später der sowjetischen Armee ausgesetzt. Die dabei aufgetretenen mehrfachen Lärmeinwirkungen erklären die von dem Patienten bewusst nicht mehr wahrgenommene Hochtonschwerhörigkeit. Während der Vater des Patienten weit außerhalb von Danzig als Soldat eingesetzt war, musste der Sohn zu Hause die Vergewaltigungen der jeweiligen “Befreier Danzigs” auf die Mutter ohnmächtig in einer Nebenkammer miterleben.

Soweit es in diesem Gespräch möglich war, schienen nun die Lagerungsschwindelattacken ein früheres psychisches Erleben von Ohnmacht, Machtlosigkeit, Verzweiflung und Depressionen angestoßen zu haben. Dies löste den lang anhaltenden – psychogenen – Schwindel aus, der über Stunden bzw. Tage anhielt.

Ohne die Kenntnis dieses Hintergrundes ist man als Behandler schnell geneigt zu glauben, dass sich der Patient “anstellt” oder dass eine andere Krankheit dahinter stecken muß, etwa ein “M. Menière”. Das kann dann zur Folge haben, dass der Patient zum einen nicht verstanden wird und vor allem nicht so behandelt wird, wie es möglich wäre.

Die Therapie bestand aus:

- Lagerungsmanövern, die die organische Symptomatik beseitigen konnten,
- der Verordnung von zwei Hörgeräten, die die Kommunikationsfähigkeit des Patienten verbesserten,
- sowie einer Kurzzeit-Psychotherapie, die sich auf die Bearbeitung der Erlebnisse in der Kriegssituation konzentrierte.

2.4 Seelischer Schwindel bei Psychiatrischen Erkrankungen

Psychiatrische Erkrankungen sind sehr viel häufiger, als im allgemeinen angenommen wird. Dabei scheinen ca. sechs Prozent der Bevölkerung weltweit fachlich-psychiatrischer Hilfe zu bedürfen (Ernst 1998). Dass diese Hilfe nur ungern aufgesucht wird, liegt sicher an den vielen Ängsten, die mit dem Wort "Psychiatrie" allgemein verbunden sind. Im deutschsprachigen Raum kommt auch noch die teilweise unheilvolle Geschichte der Psychiatrie während der Zeit des Nationalsozialismus hinzu. Da aber psychiatrische Erkrankungen oft mit Schwindel einhergehen können, soll hier kurz auf die Problematik eingegangen werden.

Die Psychiatrie behandelt Kranke, deren "Gebrechen" sich in Veränderungen des Denkens, des Fühlens und des Antriebs äußert. Am wichtigsten sind die *Psychosen.* Anders als Neurosen sind Psychosen Krankheitsbilder, bei denen die Beeinträchtigungen der seelischen Funktionen *ein so großes Ausmaß* erreicht haben, dass entweder

- der Realitätsbezug und/oder
- die Einsicht und die Fähigkeit, (überlebens-) wichtigen Anforderungen zu entsprechen,

erheblich gestört ist.

Es handelt sich dabei z.B. um – vom Ausmaß her – schwere Depressionen. Eigenständige psychiatrische Erkrankungen sind die Schizophrenie, Manie und die – im Gegensatz zu neurotisch bedingten Entwicklungen – "endogenen" Depressionen (Melancholie).

Menschen mit Psychosen haben oft nur eine sehr "dünne Haut". So reagieren sie oft – dementsprechend – heftig gegenüber Kränkungen und Anforderungen. Besondere Verletzlichkeit besteht bei Belastungen, die mit emotionalen Beziehungen zusammenhängen. Dies können Trennungen und Verluste, aber auch "zu große Nähe" sein. Wer "zu nahe kommt", könnte ihr labiles Gleichgewicht bedrohen, selbst wenn es noch so "gut gemeint" ist.

Schwindel erleben diese Personen dann auch schon mal als "außerhalb von sich selbst", als Benommenheit, Schwebegefühl im Kopf, als ob man nicht wirklich da sei, als ob man neben sich stehe.

Wenn dann das Beziehungsgefüge durcheinander gerät und man einen sicher geglaubten Boden unter den Füßen verliert oder zu verlieren glaubt, dann können sich Abgründe existentieller Verunsicherung auftun: Es schwindelt, “wenn das ganze Dasein seinen Boden verliert” (wie es der Philosoph Karl Jaspers nannte).

Wichtig zu wissen ist nun, dass viele psychiatrische Erkrankungen

- Möglichkeiten des Ausgleichs,
- der ganz individuellen Kompensation und
- in einem großen Prozentsatz – die Möglichkeit der Heilung und der Besserung

beinhalten.

Das gilt auch für die Schizophrenie, die ca. zu einem Drittel geheilt und zu einem weiteren Drittel gebessert werden kann. In der Regel lohnt es sich also, Hilfe in Anspruch zu nehmen, statt wegzulaufen.

2.5 Organische Ursachen für einen seelisch erlebten Schwindel

Alle Formen geistiger Störungen, des Hirnabbaus (Demenz), z.B. bei der Alzheimer-Erkrankung oder bei anderen Erkrankungen mit schweren Einschränkungen des Denkens und der Gedächtnisleistungen können als Schwindel empfunden werden. Häufig sind chronische Krankheiten die Ursache, die durch schädigende Substanzen hervorgerufen werden. Am häufigsten geschieht dies durch Alkoholmissbrauch.

Alkohol greift direkt in die Funktionsweise des Gleichgewichtsorgans ein, was anfangs noch als “angenehmer Taumel” und “Lockerheit” wahrgenommen wird. Mit zunehmender Menge kommt es zu Gangstörungen und Orientierungslosigkeit. Darüber hinaus senkt der Alkohol oft den Blutdruck. Neben dem Gefühl einer sich drehenden Umwelt kann es dann zusätzlich noch zu einem Schwarzwerden vor den Augen und zur Ohnmacht kommen.

Chronischer Alkoholmissbrauch schädigt zunehmend und dauerhaft die feinen Nerven und Körpereigenfühler. Dies macht sich durch Missempfindungen bis zu Taubheitsgefühlen bemerkbar, häufig mit anhaltender Stand- und Gehunsicherheit. Bei weiter andauerndem Alkoholmissbrauch kann es zusätzlich noch zu Schädigungen im Ernährungshaushalt kommen. Dies kann zu einer Schädigung der sensiblen Rückenmarksbahnen führen. So werden Impulse von der Fußsohle nicht mehr bis zum zentralen gleichgewichtsverarbeitenden System weitergeleitet. Fehlt auch noch das Vitamin B1, kommt es zu einem direkten Untergang von Nervenzellen, vor allen Dingen im Hirnstamm mit deutlichen Gleichgewichtseinbussen.

2.6 Schwindel in verschiedenen Altersstufen

Erinnern wir uns an die Bedingungen für das Wachstum der Seele und ihre möglichen "Stolperfelder", so kann Schwindel an vielen Stellen auftreten. Dabei kann er Zeichen einer nicht geglückten Entwicklung oder Ausdruck eines wieder aus den Fugen geratenen seelischen Zustands sein.

So finden sich Schwindelerscheinungen (als somatischer Kristallisationspunkt von Konflikten) etwa im Übergang des Herauslösens aus der elterlichen Abhängigkeit in die eigene Selbstfindung. Das kann heute eine lange Zeit einnehmen, bis die Eigenständigkeit auch durch eigene Finanzierung untermauert ist.

In jedem Lebensalter kann sich auf der unbewussten Ebene ein Schwindel melden, nämlich immer dann, wenn Probleme unlösbar scheinen. Im höheren Alter, wenn die Kräfte – auch die seelischen (Abwehr-) Kräfte – nachlassen, kann Schwindel der Anlass sein, sich regressiv in die Krankheit zu begeben.

2.6.1 Schwindel bei Kindern und Jugendlichen

Organische Schwindelerkrankungen sind bei Kindern glücklicherweise relativ selten. Wenn sie aber auftreten, werden sie häufig nicht erkannt, da Kinder schlechter als Erwachsene konkret über ihre Körpergefühle berichten können.

Eine der häufigsten Ursachen eines Schwindels bei Kleinkindern ist die versehentliche Einnahme von Medikamenten, die den Eltern oder Großeltern verschrieben wurden. Wenn auch selten, so findet sich auch bei Kindern schon mal ein gutartiger Lagerungs-Schwindel.

Häufiger findet sich schon bei Jugendlichen *eine Sonderform der Migräne: die Basilarismigräne.* Gemeinhin wird Migräne für eine reine Kopfschmerzerkrankung gehalten. Dabei sind in der Regel Attacken mit halbseitigen, manchmal auch beidseitigen Kopfschmerzen kennzeichnend.

Aber viele Migräne-Patienten leiden begleitend unter Schwindel. Es gibt sogar einige, bei denen einzig der Schwindel auftritt. Dieser kann, so berichten die Betroffenen, einige Stunden anhalten, manchmal überdauert er sogar die Kopfschmerzen einige Tage oder gar Wochen.

Bei Migräne kann der Schwindel in drei Varianten auftreten:

- als Drehschwindel,
- als Lageschwindel oder
- als diffuser Schwindel ohne Bewegungserscheinungen.

Der diffuse Schwindel äußert sich als Benommenheit, oder auch als Unfähigkeit, klar zu denken. Der Drehschwindel und der Lageschwindel gehen wahrscheinlich auf eine – vorübergehende - Durchblutungsstörung im Hirnstamm zurück.

Wenn der Migräneschwindel ohne Kopfschmerzen auftritt, weisen die sonst auch für eine Migräne typischen Begleitumstände den Weg zur Diagnose. Dies sind eine gleichzeitige Licht- oder Lärmempfindlichkeit, Missempfindungen um den Mund oder an den Fingern und verschiedenartige Sehstörungen, die Minuten bis Stunden anhalten können.

2.6.2 Midlife crisis

In der sog. Midlife crisis kann ein Schwindel die (überfällige) Wende des Lebens anzeigen. Wenn die biologischen "Hausaufgaben", wie ökonomische Sicherung des Lebens, Übernehmen von gesellschaftlichen Funktionen, Kindererziehung etc. soweit erfüllt sind, fragt man sich oft:"Was nun?".

Hier entsteht i.d.R. ein Riesenloch von enttäuschten Erwartungen oder oft auch gähnender Langeweile, bei denen die alten Muster der Bestätigung und Selbstbestätigung nicht mehr ausreichend funktionieren. Dann steht vielleicht die ganz eigene „Individuation" im Vordergrund, kommt aber nicht entsprechend voran.

2.6.3 Schwindel im höheren Alter

Im Alter häufen sich die Möglichkeiten, an Schwindel zu erkranken. So geben etwa 50% aller männlichen und 60% aller weiblichen Patienten über 70 Jahre Gleichgewichtsstörungen bzw. Schwindel an. Bei Patienten über 75 Jahren stellt der Schwindel sogar das *häufigste* Symptom dar (Füsgen 1998).

Ein Grund kann sein, die – körperlich meist doch enger werdenden – Grenzen nicht zu erkennen. Oder aber jemand ist mit 70 immer noch nicht fähig, andere Wege als die von 30-jährigen zu gehen.

So erging es einem 67-jährigen Rentner. Dieser hatte sein Leben lang immer gerne gearbeitet und fühlte sich auch in der Arbeit immer wohl. Obwohl er "für sein Alter" einen körperlich rüstigen Eindruck machte, hatte er etwas Übergewicht angesetzt. Zwar waren Herz und Lunge weitestgehend in Ordnung, aber nicht mehr unendlich belastbar. So kam es bei Aufgaben, die er im Alter von 30, 40 und angeblich auch noch als 50 gut ausführen konnte, zu Zusammenbrüchen, die bei einem normalen Arztbesuch im Ruhezustand nicht sichtbar waren.

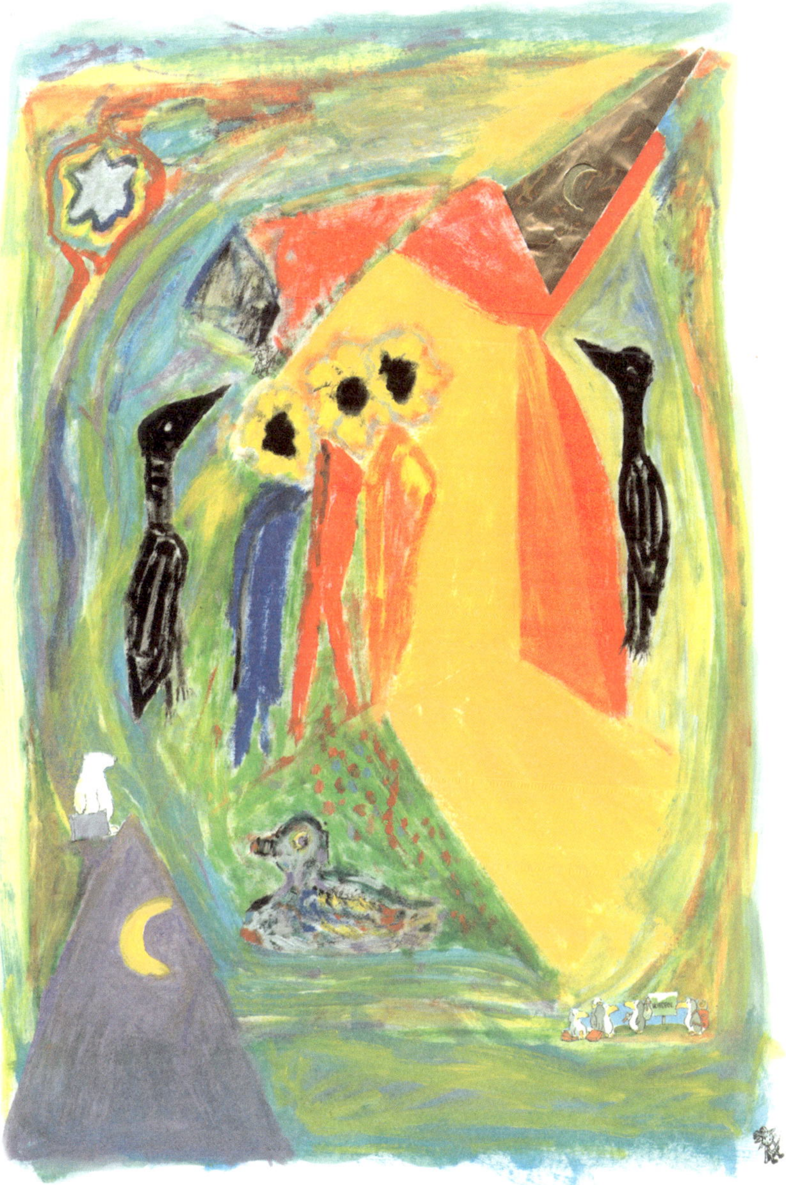

Abb. 9: Lebenschritte

In einem solchen Fall ist es nicht sinnvoll, die einzelnen, an sich gesunden Komponenten mit Kreislaufmitteln oder sog. durchblutungsfördernden Medikamenten “zu therapieren”. Wichtiger ist es, den eigenen Grenzen Rechnung zu tragen.

Dazu gehört, Pausen einzulegen, für genügende Flüssigkeitszufuhr zu sorgen und etwa das Gewicht in Augenschein zu nehmen. Wenn sich dann noch die Lebensfreude in einem neuen Rahmen entwickeln kann, muss der Körper nicht zeigen, dass etwas aus dem Lot geraten ist.

In diesem Fall hatte der Patient Glück. Sein langjähriger Hausarzt hatte nur das an Diagnostik vorgenommen, was tatsächlich für den Ausschluss einer bösartigen Krankheit nötig war. So geriet der Mann nicht in den Teufelskreislauf, durch immer mehr fraglich wirksame Medikamente behandelt zu werden, deren Nebenwirkung möglicherweise auch einen zusätzlichen Schwindel hinzugefügt hätten.

Der sog. "Multisensorische Schwindel" ... mit zunehmendem Verlust – auch von Sozialkontakten

Bei den meisten älteren Menschen nimmt – anders als bei obigem Rentner – der Schwindel zu, weil mit dem Alter immer mehr Teile des Gleichgewichtssystems erkranken können. Auch ohne große Auffälligkeiten können viele kleinere Schäden gemeinsam zu einer doch beträchtlichen Einschränkung des Gleichgewichtsvermögens führen: So kann eine kleine Sehstörung zusammen mit einer abgeschwächten Empfindlichkeit der Körpereigenfühler und/oder einem kleinen Ausfall im Gleichgewichtsorgan einen sogenannten "multisensorischen Schwindel" auslösen. Dieser kann dann als Schwankschwindel oder als ein meist diffuses, vages Gefühl von den Betroffenen wahrgenommen werden.

Hinzu kommt oft die Angst vor Schlimmerem, etwa vor Stürzen. So meiden viele alte Menschen zunehmend das Sich-Fortbewegen überhaupt. Indem sie das Aus-Üben unterlassen, wird ihr Gleichgewichtssystem geschwächt – und zwar auch ohne Körperschaden. Dann können schon kleinere, eigentlich banale Störungen der Raumorientierung tatsächlich zum Schwindel, zum Stolpern und schließlich auch zu Stürzen führen.

Gleichzeitig kann im Alter das Netz der sozialen Beziehungen immer dünner werden. So gibt es für alte Patienten immer weniger vertraute Personen in ihrer Umgebung, die ihnen helfen könnten. Sie verlieren also nicht selten immer mehr Sicherheit, was wiederum erst recht den Boden für Schwindelgefühle bereitet. Dies endet häufig in sozialer Isolation und depressiven Tendenzen. Hier kann der Kurzschluss: "Alter Mensch – weitere Körperkrankheit" zu einer fatalen Fehldiagnose führen. Denn es können auch seelische Störungen – auch bei älteren Menschen – meist gut behandelt werden.

Heuft (2000) benennt drei Ursachen einer möglichen seelischen (akuten funktionellen) Somatisierung bei älteren Menschen:

Somatsierungsstörungen beim alten Menschen

(1) Der anhaltende – nie gelöste – seelische (neurotische) Konflikt

Ein solcher zeigt sich bei Menschen, die seit ihrer Kindheit beziehungsweise Jugendzeit zwar einen neurotischen Kernkonflikt haben, jedoch aufgrund günstiger Umstände über mehrere Jahrzehnte gut damit umgehen konnten oder ihre Nische gefunden haben. Auslösesituationen für ein Symptom mit Krankheitswert können sogenannte "Schwellensituationen" in der zweiten Hälfte des Erwachsenenlebens werden.

Dies sind zum Beispiel

- Ruhestand,
- Tod eines Partners
- oder Wegzug des letzten Kindes.

In diesem Fall bedürfen alte Menschen – so Heuft – keiner grundsätzlich "anderen" Psychotherapie als jüngere. Positiv anknüpfen kann man therapeutisch dabei an der über Jahrzehnte hinweg gelungenen Abwehrleistung, die für eine hohe psychische Kompetenz spricht.

(2) Aktualkonflikte

Ein anderes Wirkmuster lasse sich bei Menschen beobachten, in deren Lebensgeschichte sich kein Kernkonflikt zeigt. Diese haben in ihrem Lebenslauf alle bisherigen Anforderungen und Schwellensituationen gut bewältigt. Scheitern können Sie natürlich an *für sie neuen Aufgaben*, die im bisherigen Lebenslauf nicht eingeübt werden konnten (zum Beispiel Umgang mit der Einsamkeit und dem Alleinsein: man wird nicht mehr gebraucht für das bisher Gewohnte und es gibt keine sinnvolle neue Aufgabe, z.B. Enkel). Diese Aktualkonflikte sind – so Heuft – den Betroffenen in der Regel bewusst. Sie können jedoch nicht durch reine Willensanstrengung gelöst werden. Das heißt, es nutzt nichts, dies zu benennen ("nur" darüber zu reden), sondern es muss, ggf. auch mit psychotherapeutischer Hilfe, bearbeitet werden.

(3) Trauma-Reaktivierungen

Weniger bekannt ist bisher, dass Menschen – auch noch nach Jahrzehnten, in denen "trotzdem alles noch irgendwie gut gegangen ist" eine Reaktivierung eines schweren Traumas – erleiden können (s. Beispiel des Pfarrer S. 45). Das sind in unserer Epoche nun – gut 55 Jahre nach dem 2. Weltkrieg – Erlebnisse des Krieges, der Vertreibung und des Holocaust. Wenn mit dem Alter die seelische Regulationsleistung (Abwehr) nachlässt, können dann – scheinbar plötzlich – die entsetzlichen

Erlebnisse wieder "vor Augen treten". Kennzeichnend für die traumatische Erfahrung sind Gefühle von Ausgeliefertheit und Hilflosigkeit. Hier rücken wieder unbeantwortete Fragen in den Vordergrund:

- nach dem Warum?,
- nach der "Schuld" auch des eigenen Überlebens, obwohl die anderen umgekommen sind
- nach und der Brüchigkeit des menschlichen Lebens.

Dann geht es in der Therapie oft darum, dass diese Erfahrungen erstmals (!) emotional (mit-)geteilt werden können.

2. 7 Schwindelnde Seiltänze auf brüchigem Boden

Gekommen war die bei der ersten Kontaktaufnahme 74-jährige Patientin wegen ihrer Schwindelprobleme bei einem beidseitigen M. Menière. Sie schildert sowohl typische Anfälle wie ein sich zunehmend dauerhaft entwickelndes Schwindelproblem mit Schwerhörigkeit. Sie ist beidseitig deutlich höreingeschränkt, aber ohne die notwendige Hörgeräte-Versorgung geblieben. Dies ist auf eine Patientin getroffen, die bis dahin schon ein bewegtes Leben in für sie wenig verlässlichen Rahmenbedingungen bewältigt hatte.

Der 36 Jahre ältere Vater war ein rheinländischer Großhandelskaufmann, die 26 Jahre ältere Mutter stammte aus einer mittelständigen Unternehmensfamilie in Dresden. Die Leidenschaft des Vaters sei das Jagen gewesen, die Mutter hätte überwiegend schöngeistige Interessen gehabt.

Als die Patientin 6 Jahre alt war, wurde 1932 die Ehe der Eltern geschieden. Dabei habe sich die Mutter, um der Ehe zu entfliehen und – unter den damaligen Bedingungen wahrscheinlich notgedrungen – entschieden, das Kind beim Vater zu lassen. Dieser habe sie in ein katholisches Nonneninternat mit einer als sehr beklemmend empfundenen Erziehungsumgebung gegeben. Dennoch bewunderte sie ihren Vater und empfand ihn als "guten, wenn auch nie erreichten Vater". So war es für die 12-jährige ein großer Schock, als der Vater 1938, an einem Tumorleiden starb.

Danach kam sie zur Mutter nach Dresden. In den Kriegsjahren fand ihre eigentliche Zeit des Heranwachsens mit der Entwicklung vielseitiger Interessen statt. 1946 habe die Mutter sie überzeugt, in den Westen zu gehen, da sie annahm, dass die Tochter in der neuen sich aufbauenden DDR "als ehemaliges Kapitalistenkind" keine Chance habe werde. Davor habe sie heute noch Hochachtung, da sie wisse, das ihre Mutter damit "allein" zurückgeblieben sei.

Nachdem sie über einige Jahre eine "leidenschaftliche Beziehung" gehabt habe, lernte sie ihren späteren Ehemann kennen. Den Erben einer ehemals gut gehenden Möbelfabrik habe sie für dessen fürsorgliche Art sie sehr geschätzt. Der Ehemann sei aber – ganz im Gegensatz zu seinem Vater – den wirtschaftlichen Anforderungen nicht gerecht geworden und in eine depressiv-manische, oft nur im Alkohol unterdrückte Krankheit gerutscht. Sie sei dann zunehmend durch den pathologisch eifersüchtig werdenden Ehemann drangsaliert worden.

Der gemeinsame Sohn wurde 1958, zwei Jahre nach der Hochzeit geboren. Als dieser fünf Jahre alt war, habe sich die Entwicklung so zugespitzt, dass sie mit ihrem Sohn nach Frankfurt gezogen sei. Dann habe ihre schlimmste Zeit angefangen, da ihr Mann sich auch geweigert habe, Unterhalt zu zahlen. Der Junge musste ganztags in den Kindergarten, während sie als Alleinerziehende mit Arbeitszeiten bis 19 Uhr in einer Bibliothek Arbeit fand. Der Junge habe in Einsamkeit geschwebt, was sie bis jetzt noch als großen Teil ihrer Schuld sieht.

Nach einem halben Jahr der Trennung sei nicht nur der Konkurs des ehelichen Betriebes eingetreten, sondern ihr Mann hätte sich in dieser Zeit auch aufgegeben und sich 1964 – wohl mit einer Überdosis Tabletten – selbst das Leben genommen. Zwei Monate zuvor war die Mutter – wie schon der Vater – an einem Tumorleiden verstorben.

Zwischenzeitlich schloss sich eine mit Arbeit und Aktivitäten erfüllte Lebensphase an. Dann sei sie mit 62 Jahren, für ihre Verhältnisse gut versorgt, in Pension gegangen. Jetzt traten hier die ersten Menière-Anfälle auf, die sie aber weitestgehend kompensieren konnte. Geholfen habe ihr, dass sie noch lange Zeit reisen und ihr auswärtigen Freundinnen besuchen konnte. Auch die Betreuung eines Grundstücks gaben ihre zunächst eine sinnstiftende Aufgabe.

Ihr Sohn ist inzwischen als Oberarzt tätig. Trotz großem Ehe- und Kinderwunsch sei er allerdings immer noch ohne "feste" Beziehung. Sie habe die Trennung von ihm, als er mit 18 aus dem Haus gezogen ist, schmerzhaft erlebt; danach hätten sie aber nicht "wie Mutter und Sohn" zueinander gestanden, sondern eher zunehmend wie gute Freunde.

Dies habe sich geändert, als der Sohn sie wegen einer Achillessehnenverletzung zunehmend mehr gebraucht habe, u.a. zu Fahrdiensten und anderen (Haushalts-) Aufgaben. Hier sei dann – subjektiv auch in Folge der zunehmenden Belastungen – der M. Menière mit seinem Schwindel wieder sehr akut geworden, nämlich als das Verhältnis drohte, wieder eine Mutter-Sohn-Beziehung zu werden.

Dies hätten beide nicht ausgehalten, aber auch nicht darüber gesprochen, so dass *ihr* zunehmend schwindliger geworden wäre und ihr Sohn vermehrt depressiver reagiert hätte. Danach sei sie, auch weil ihr Verhältnis wieder besser geworden sei, "aus objektiven Gründen" in eine Wohnung ein Stockwerk über seiner Wohnung gezogen, weil dies eben eine altengerechte Wohnung sei und die Beste der für sie denkbaren Möglichkeiten.

Identitäts-Brüche auf dünnem Boden

Es fällt auf, dass einschneidende Veränderungen in wichtigen Lebensphasen ein sehr verständliches Gefühl der Verlassenheit auslösten und aufrechterhielten:

- Zunächst – möglicherweise innerlich – von beiden Elternteilen während der Phase der sich anbahnenden Scheidung, ganz real von der Mutter.
- Die Defacto-Trennung vom Vater zugunsten einer Internatsanstalt, dann der reale Verlust des Vaters durch dessen Tod.
- Nach der Wiedergewinnung der Mutter mit dem 12. Lebensjahr erfolgte nach einer sicher schwierigen Zeit die erneute "Verschickung" im Zuge der Staatsgründung der DDR.
- Hinsichtlich ihrer eigenen Beziehungen hat sich nicht nur eine gescheiterte Ehe der Eltern wiederholt, sondern sie erleidet – zu eng verknüpft mit ihrem Sohn – dessen emotionales Drama und seine Beziehungsunfähigkeit, für die sich mit verantwortlich fühlt.

Ein großer Teil der im Alter aufgebrochenen existentiell erlebten Unsicherheit und als Schwindel wahrgenommenen Symptomatik scheint herzurühren aus einem nur mangelhaft entwickelten Selbstwertgefühl und verständlichen Verlustängsten.

Verarbeitet hat die Patientin dies lange Zeit dank ihrer großen Fähigkeiten mit ausgezeichneten Leistungen im Beruf. Der erneute Auslöser für die Schwindelerkrankung scheint dabei die Wiederannäherung an den Sohn gewesen zu sein, an den sie „schicksalhaft" gekoppelt und an dessen Leid sie sich mitschuldig fühlt. So entstand nach dem Wohnortwechsel eine schwierige, weitestgehend unbewusste Dynamik zwischen den Beiden.

Als Zusatzmoment zeigte sich der Verlust der vertrauten Umgebung. Dem schloss sich eine verzweifelte und oft frustrierende Suche nach sinnvollen Tätigkeiten zur Überwindung der empfundenen "inneren Leere" als einer existentiell erlebten Bodenlosigkeit mit der Grundfrage nach dem Sinn des Lebens und ihres Daseins an.

3. Diagnostik

3.1 Wie gehen Therapeuten mit dem Schwindel um?

Schwindelerkrankungen lösen nicht nur bei den Betroffenen, sondern auch bei Therapeuten viele verschiedene, oft sich widersprechende (ambivalente) Gefühle aus. Diese können von Unsicherheit und Hilflosigkeit über Beschützergefühle bis hin zu Ärger reichen. Das ist insbesondere dann der Fall, wenn eindeutig körperliche Ursachen für den auftretenden Schwindel nicht klar erkennbar sind. Dann sind sich insbesondere Ärzte nur selten sicher: manchmal können sie sich sogar "beschwindelt" fühlen. Gleichzeitig spüren sie die Erwartungshaltung und den Druck der Patienten, auf jeden Fall etwas Hilfreiches zu tun.

Manchmal kommt es dann vor, dass sie – obwohl sie auf ihrem Fachgebiet nichts gefunden haben – trotzdem versuchen, *mit ihren Mitteln* zu helfen, um nichts ungetan zu lassen. Dann wird in der besten Absicht (!) etwas Ungünstiges gemacht, da die auch emotional in Anspruch genommenen Patienten kein anderes Mittel haben und vielleicht auch keines kennen!

In der "beiderseitigen" Not (Patient und Arzt) wird dann, wie im folgenden Beispiel, z.B. ein Ohr operiert, obwohl dieses nur der Ausdruck, aber nicht der Verursacher des Schwindels war. Nicht selten hat man dann auch zu dem seelischen noch – wirklich – ein organisches Problem.

So stellte sich in unserer Klinik eine 31-jährige Patientin mit "zunehmendem Schwindelleiden" vor. Der Schwindel "tobe" in ihrem Kopf, sie fühle sich niedergedrückt und zunehmend eingeschränkt und leide unter Kopfdruck. Manchmal, könne sie nur über den Flur kriechen. Diese Niedergeschlagenheit und absolute Unsicherheit könne sie jetzt nur noch mit Hilfe ihres Mannes aushalten, der sich fast völlig in ihre Dienste gestellt habe.

Sie sei eines Morgens mit heftigem Schwindel aufgewacht, der zwar noch das Aufstehen aus dem Bett ermöglicht habe, dann habe es ihr jedoch die Füße weggezogen. Es sei ein "heilloses Durcheinander" in ihrem Kopf gewesen. Inzwischen sei ihr "ganzer Kopf voll Schwindel". Es drehe sich im wahrsten Sinne alles um die Ohren. Eine Hörminderung oder ein Ohrgeräusch habe sie nicht bemerkt.

Die erste Attacke habe wochenlang angedauert mit täglichem Erbrechen, auch weiterhin ohne subjektive Veränderung des Hörvermögens.

Der Hausarzt habe "Infusionen" veranlasst.

Nach einer Woche sei sie in eine neurologische Klinik verlegt und "unter Medikamente" gesetzt worden. Der Schwindel sei jedoch nie weggegangen, die Übelkeit sei beständig gewesen, nur das Erbrechen habe nachgelassen.

Schließlich sei (trotz fehlender Befunde!) der Verdacht auf Morbus Menière beidseits gestellt worden. Nach dieser Diagnose wurde zweimal versucht, dem Problem chirurgisch "Herr" zu werden, mit einer Operation hinter dem Ohr, der sog. Saccotomie. Nachdem die Patientin auch in unserer Klinik sich selbst und auch uns heftig herumwirbelte, zeigte sich ein fast schon klassisches hysterisches Problem, das im Schwindel (in einer Konversions-Neurose) ihren Ausdruck fand.

Der Schwindel war auf eine Frau getroffen, die nach dem Tod ihres Vaters in ihrem 16. Lebensjahr sehr schnell einen 19 Jahre älteren Partner geheiratet hatte. Auch dieser "verließ sie", und zwar "wegen einer Anderen". Danach fand sie ihren jetzigen Ehemann, der sie vergötterte und sie "weitestgehend in Ruhe" ließ.

Was nun alles in diesem schönen Gefüge durcheinanderwirbelte, war der Wunsch des Mannes nach Kindern, wozu Sexualität unerlässlich war. An dieser Stelle sich zu verweigern, ohne ihn möglicherweise zu verlieren, war der ohnmächtige Ausdruck des Schwindels, der den Mann noch vorsichtiger und noch dienlicher werden ließ – allerdings zu einem hohen Preis.

Für die Patientin bestand der Preis u.a. in zwei wahrscheinlich völlig unnötigen Operationen. Diese hatte sie sicher "angefordert" und bei einem chirurgisch erfahrenen Operateur durchgesetzt. Ohne Psychotherapie hätte dieser für die Patientin und die meisten Umgebenden nicht durchschaubare Prozess noch so manche Operation nach sich ziehen können.

Häufiger aber als "das schwindende Mitschwimmen" ist meist die hilflose, manchmal auch ärgerliche und dann "abweisende" Reaktion: Ich habe "*nichts gefunden*" – statt – ehrlicherweise: "*ich habe in meinem Gebiet nichts gefunden*" – was ja zum einen erlaubt und zum anderen gut sein kann.

Dann wird "überwiesen" und zwar an die "besser spezialisierten" Kollegen der Neurologie, der Hals-Nasen-Ohren-Heilkunde, der Orthopädie und der Inneren Medizin, aber auch der Psychiatrie. Bis schließlich niemand mehr zum "Abschieben" da ist, durchlaufen Schwindelpatienten oft eine wahre Odyssee von Arzt zu Arzt oder "Heilern".

Oft fehlt jemand, der die Vielfalt des "Nichts" im körperlichen Bereich und des "so anderen" Seelischen zu einem Bild zusammenfügen kann, das dann wieder Handlungsschritte ermöglichen könnte. Dazu muss ein solcher Arzt aber auch vom Patienten aufgesucht werden. Dies kann jedoch oft erst möglich werden, wenn sich die Betroffenen selbst der Herausforderung stellen, das eigene "Koor-dinaten-system" neu zu ordnen und ggf. die Richtung ihres Lebens zu wechseln. Dies könnte der wichtigste Schritt auf dem Weg zu einem verbesserten Umgang mit dem Schwindelerleben sein.

3.2 Appell auf der therapeutischen Beziehungsebene

Auf der Beziehungsebene ist Schwindel *auch* ein Appell des Patienten an den Therapeuten, ihn festzuhalten und ihm die fehlenden Sicherheit zu geben. In diesem Sinne sollte das Verhältnis Therapeut-Patient auch zu einer tragenden Beziehung gestaltet werden, in dem wenigstens der Therapeut ein klares „Gegenüber“ sein kann (Lamparter 1995).

Aber auch der Therapeut braucht eine klare, sichere, feste Vorstellung von dem, was auf ihn zukommt. Ansonsten droht ihm, *mit* dem Patienten selbst schwindelig zu werden. Letzteres löst verständlicherweise Abwehr und im Zweifel auch aggressive Impulse beim behandelnden Arzt aus, die zwar dann der eigenen Stabilität dienen, weniger aber dem Wohle des Patienten (s.o.).

Wenn die Beziehungskonstellation gelungen ist, was bei einer tragenden Grundeinstellung im ersten Blickkontakt gelingen kann, ist es möglich, sinnvolle und spezifische Maßnahmen einzuleiten.

3.3 Der Untersuchungsgang (Diagnostik)

Schwindelbeschwerden führen uns im allgemeinem zum Hausarzt. Das ist gut und sinnvoll so, vor allem, wenn dies der Arzt des Vertrauens ist. Denn er kennt die Lebensumstände und bisherigen Erkrankungen am besten. So wird er einschätzen können, in wieweit er selbst helfen kann und ob er ggf. zusätzliche Hilfe eines Facharztes benötigt.

Dabei ist es durchaus sinnvoll, sich auf das Notwendige zu beschränken. Denn unnötige Untersuchungen erhöhen meist nur die Anzahl fraglich krankhafter Befunde! Dies steigert dann meist die Unsicherheit und verhindert oft möglicherweise einfache, aber wirksame Therapieschritte.

Notwendig ist aber in jedem Fall eine gründliche Erhebung der Krankengeschichte. Im Idealfall werden dabei körperliche und seelische Momente deutlich. Die Krankengeschichte ist bei Schwindelerkrankungen die wichtigste Grundlage überhaupt. Sie führt in bis zu 90% der Fälle zur Diagnose. Dabei spielt die Art und Weise und der zeitliche Verlauf des Schwindelgeschehens eine wichtige Rolle.

Wegweisende Fragen beim Schwindel sind:

1. *Wie hat der Schwindel begonnen: Plötzlich oder langsam?*
2. *Wie oft und in welchem Abstand tritt der Schwindel auf?*
3. *Wie lange hält der Schwindel an: Sekunden, Minuten, Stunden, Tage?*
4. *Um welche Art von Schwindel handelt es sich?*
   Bitte in eigenen Worten beschreiben!
5. *Tritt der Schwindel in bestimmten Situationen auf?*
6. *Tritt der Schwindel in einer bestimmten Lage auf?*
7. *Wird der Schwindel durch Bewegungen ausgelöst?*
8. *Kann der Schwindel durch das Schließen der Augen verbessert werden oder verschlechtert er sich?*
9. *Werden diese Störungen schlimmer im Hellen oder im Dunkeln?*
10. *Fallen Sie zu einer bestimmten Seite – oder haben Sie das Gefühl, zu einer bestimmte Seite zu fallen?*
11. *Schwankt die Umgebung oder der Boden auf und ab, hin und her?*
12. *Was tritt bei Schwindel noch auf: Kopfschmerzen, Übelkeit, Erbrechen, Herzklopfen, Schweißausbrüche, Angst, Schwerhörigkeit, Ohrgeräusche?*
13. *Sind Ihnen noch sonstige Ausfälle, etwa Sensibilitätsstörungen, Geschmacksstörungen, Schluckstörungen aufgefallen?*
14. *Läuft Ihnen manchmal Flüssigkeit aus den Ohren?*
15. *Haben sie ein Benommenheitsgefühl im Kopf?*
16. *Haben Sie neue Medikamente erhalten oder hat sich bei den alten Medikamenten die Dosis geändert?*
17. *Wie viel rauchen Sie, wie groß ist Ihr Alkohol-Konsum?*

Weiter notwendig ist:

- eine allgemeine körperliche Untersuchung
- die Überprüfung des Herz-Kreislauf-Systems (Blutdruckmessung, Abhören des Herzens, EKG, ggf. Langzeit-EKG).
- eine Lagerungsprüfung (Ausschluß eines gutartigen Lagerungsschwindels).

Dies kann in der Regel vom Hausarzt geleistet werden.

Bei Verdacht auf Prozesse im Zentralnervensystem kann eine neurologische Untersuchung und eine Spezial-Röntgenuntersuchung des Kopfes (Computertomogramm oder Kernspin-Untersuchung) Tumorerkrankungen oder eine Multiple Sklerose erkennen – oder besser: ausschließen.

Ein HNO-Arzt sollte hinzugezogen werden, wenn eine Beteiligung des Gleichgewichtsorgans zu vermuten ist. Er wird versuchen herauszufinden, ob die Störung im Gleichgewichtsorgan selbst (peripher) oder im Gleichgewichtszentrum im Gehirn (zentral) ausgelöst wird.

3.3.1 Gleichgewichtsprüfungen

Den Gleichgewichtsprüfungen dienen mehrere Tests, die im folgenden beschrieben werden.

- Stehen auf einem oder beiden Beinen bei geschlossenen Augen.
  Dabei muss man so stehen, dass sich die Füße innen berühren.
  Als Erschwernis müssen beide Arme horizontal gestreckt werden.
- Geradeaus gehen mit geschlossenen Augen. Hier wird auf eine eventuelle Gang- und Richtungsabweichung geachtet.
- "Marschieren" mit geschlossenen Augen auf der Stelle (Tretversuch).

Bei Patienten mit einer Störung im Gleichgewichtsorgan treten bei diesen Versuchen Koordinationsschwierigkeiten auf. Diese machen sich durch Fallneigung, Gangabweichung oder Drehung beim Tretversuch bemerkbar.

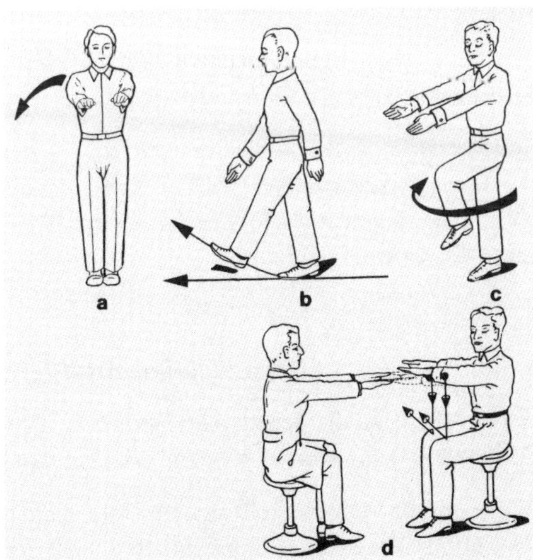

Abb. 10: Grundlegende Gleichgewichtsprüfungen (aus Schaaf: M. Menière. Springer 2000)

3.3.2 Kalt-Warm-Wasser (thermische) Prüfung des Gleichgewichtsorgans

Wichtige Informationen über den Zustand des Gleichgewichtsorgans im Innenohr liefert auch die sogenannte thermische Prüfung. Durch die seitengetrennte Spülung mit kaltem (30 Grad Celsius) oder warmem Wasser (44 Grad Celsius) über den äußeren Gehörgang kann indirekt das Gleichgewichtsorgan gereizt werden.

Als Reaktion darauf werden, über einen Reflex zwischen dem Gleichgewichtsorgan und den Augennerven, die Augen ausgelenkt (ein Nystagmus ausgelöst).

Mit Hilfe einer Spezialbrille, der sog. "Frenzelbrille", wird dann die Anzahl der Ausschläge pro Minute gezählt und mit dem Normwert verglichen, vor allem aber im Seitenvergleich, ausgewertet.

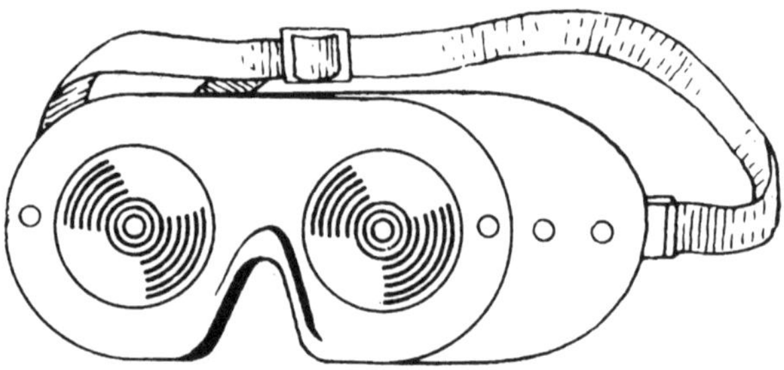

Abb. 11: Frenzelbrille

Genauer ist eine "Elektronystagmographie". Die Zukunft gehört der Aufzeichnung der Augenbewegungen mit Videotechniken.

Angemerkt an dieser Stelle sei auch, dass – gerade vor der Formulierung eines psychogenen Schwindels – auch an eine Schädigung der Gleichgewichtssäckchen (Otolithenorgane) gedacht werden muss, die bisher in der Normaluntersuchung kaum erfasst werden konnte.

3.3.3 Hörtests (Tonschwellen-Audiogramm)

Gut sichtbar sind die Schäden im Höranteil. Typischerweise treten sie als Teil der Erkrankung beim Morbus Menière oder bei "kompletten" Innenohrausfällen auf.

Beim Morbus Menière stellt sich im Hörtest ein meist muldenförmiger Hörverlust im Tieftontonbereich dar (ausführlich Schaaf 2000).

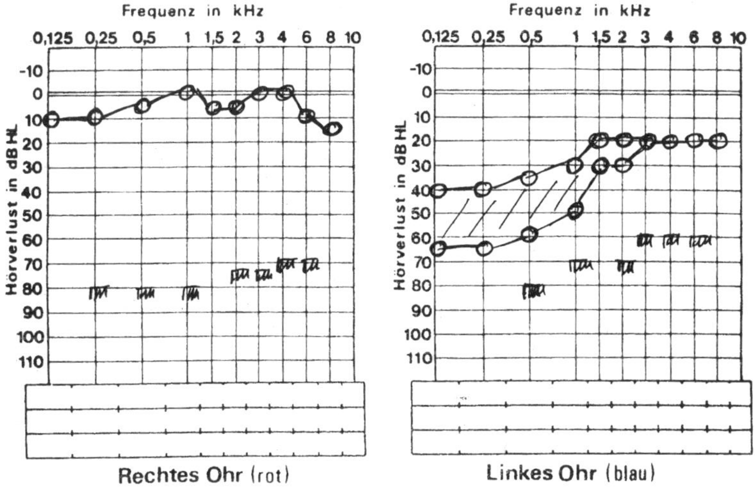

Abb. 12: Hörtest: Rechtes Ohr : unauffällige Situation bei Normalhörigkeit. Linkes Ohr: schwankende Tieftonsenke bei ausgeweiteten Endolymphschwankungen - mit oder ohne Schwindel.

3.3.4 BERA (Brain Evoked Response Audiometrie)

Bei dieser "objektiven Hörprüfung" wird der Weg der Hörimpulse vom Innenohr bis zum Hörzentrum verfolgt. Dazu werden definierte Geräusche mit einem Kopfhörer eingespielt. Die dadurch erzeugten Nervenströme werden am Kopf wie bei einem EEG abgeleitet. So kann ohne Strahlenbelastung ermittelt werden, ob sich z.B. ein Hindernis auf dem Weg vom Innenohr zum Gehirn befindet. Bei Schwerhörigkeit über 50 dB verliert die BERA allerdings ihre Aussagekraft. Dann müssen andere Verfahren wie das Computertomogramm eingesetzt werden.

3.3.5 Die Manualtherapeutische Untersuchung

Bei Fehlfunktionen der oberen Halswirbelsäule *kann* es zu Gleichgewichtsstörungen (sog. Cervikal-Schwindel) kommen, die oft gut behandelt werden können (Seifert 1990, Hülse 2000). Manualtherapeuten untersuchen Funktionen und Beweglichkeit der gesamten Wirbelsäule. Beurteilt wird der Bewegungsausschlag und die Bewegungsqualität der einzelnen Abschnitte. Dabei können Gelenke übermäßig oder eingeschränkt beweglich sein und so Störungen bewirken.

Unabhängig davon finden sich auch bei Schwindel-Patienten so manche "Halsstarrigkeiten" und Muskelverspannungen, die aber meist "reaktiv" im Laufe der Erkrankung entstehen können. Diese Patienten können von einer guten manualtherapeutischen Behandlung profitieren und den Kreislauf von Verspannung, Schmerz und noch mehr Verspannung durchbrechen.

3.3.6 Weitere Diagnostik durch Fachärzte

Fachärzte für Innere Erkrankungen (Internisten) sollten eingeschaltet werden, wenn sich über die Möglichkeiten des Hausarztes hinaus Fragestellungen hinsichtlich des Herzens und des Kreislaufs (Herzrhythmusstörungen, Herz-Schwäche, Bluthochdruck, aber auch Stoffwechselerkrankungen wie Diabetes, Schilddrüsen- Erkrankungen, Nebennieren-Schwächen, Bluterkrankung usw.) ergeben.

Fachärzte für Nervenheilkunde (Neurologen) sind unverzichtbar, wenn Erkrankungen wie die Multiple Sklerose oder andere Erkrankungen des Nervensystems, wie etwa ein Schlaganfall in Frage kommen.

Augenärzte können helfen, wenn Schäden am Auge den Schwindel verursachen.

Ärztliche und psychologische Psychotherapeuten und Psychosomatiker suchen – *zusammen mit dem Betroffenen!* – über den organischen Befund hinaus nach der Bedeutung, aber auch nach den Folgen der Krankheit. Sie erforschen, welche Situationen dazu führen, dass sich die Symptome verschlechtern oder verbessern. Sie fragen nach den Gefühlen und Erinnerungen in solchen Situationen. Dies geschieht ambulant in einem sog. diagnostischen (Erst-) Interview, dem sich in der Regel weitere, bis zu fünf, "Probe-Stunden" anschließen.

Ein Psychotherapeut wird die Betroffenen:

- bitten, das Leiden mit eigenen Worten und Empfindungen zu schildern;
- fragen, welche Auswirkungen dieses auf sie und ihre Umgebung hat;
- fragen, für welche konkreten Ziele sie seine Hilfe wünschen;
- darauf hinweisen, dass er vielleicht nicht den Schwindel als solchen behandeln kann, sondern vielmehr mit ihnen die Verarbeitung der Ursache des Schwindels;
- je nach Arbeitsansatz unterschiedlich gewichtet nach den Faktoren fragen, die den Schwindel hervorgerufen haben könnten;
- nach Einflüssen fragen, die den Schwindel aufrecht erhalten;
- nach der persönlichen Vorstellung von der Krankheit und dem Verlauf fragen

Wichtig ist dabei die Eigenbeteiligung und Mitarbeit! So bitte ich die Patienten, die Häufigkeit des Auftretens, die zeitliche Dauer und die unterschiedliche Intensität des Schwindels festzuhalten.

Dazu sollen sie im "Selbst-Rating" eine Skala mit Intensitätsunterschieden zwischen 0 und 100 erstellen:

0 10 20 30 40 50 60 70 80 90 100

0 = kein Schwindel, 10 = leichter Schwindel, 100 = stärkster Schwindelanfall

Ich bitte sie dann zu prüfen, ob die Symptomatik in Abhängigkeit von bestimmten Situationen gehäuft auftritt und aufzuschreiben:

- *Was sind die unmittelbaren Konsequenzen Ihres Schwindels ?*
- *Was tun Sie bei Schwindel?*
- *Was vermeiden Sie, um dem Schwindel aus dem Weg zu gehen?*
- *Was "kostet" die Vermeidung?*
- *Wie reagiert die Umwelt auf Ihren Schwindel?*
- *Ist das hilfreich?*

Beim seelischem Schwindel findet man typischerweise *keinen organischen* Befund oder keinen, der die Symptomatik ausreichend erklären würde. Angemerkt sei an dieser Stelle, dass ein wichtiger Teil des Gleichgewichtsorgans, die Gleichgewichtssäckchen (Otolithenorgane), bisher kaum untersucht werden konnte. Damit verschwanden sie auch weitestgehend aus der Wahrnehmung des Untersuchers, obwohl gerade nach Unfällen eine Schädigung mitbedacht werden muss. Das ändert sich derzeit zaghaft, wobei man davon ausgehen kann, dass erst in einiger Zeit diese Funktionen in einer Routineuntersuchung erfasst werden können.

Da nahezu alle organisch bedingten Schädigungen mit Schwindel meist nach wenigen Wochen kompensiert werden (Ausnahme Hirntumoren oder andere bleibende Schäden im Zentralnervensystem!), ist wahrscheinlich jeder Dauerschwindel ohne Nachweis einer Gangstörung oder Hirnnervenbeeinträchtigung am ehesten *seelisch* zu erklären.

Ein grober Anhaltspunkt ist, dass je vielfältiger die Beschwerden erlebt und geschildert werden, desto eher ein Seelenschwindel vorliegt. Dies gilt selbst für ; Drehschwindel. Die Voraussetzung ist natürlich, dass bei einer guten medizinischen Untersuchung tatsächlich nichts Organisches gefunden wurde, was den Schwindel oder das Ausmaß des Schwindels erklärt. So darf auch mit Frenzel-Brille kein Spontannystagmus (Augenzittern) festgestellt worden sein.

Oft ist die Unterscheidung zwischen einem organischen Schwindel, etwa aus dem Innenohr, und einem seelischen Schwindel wie gesagt schwierig und bedarf des entsprechenden Wissens.

Als Anhaltspunkte sind beide Formen eigens mit ihren Symptomen aufgelistet:

	Schwindel – Anfall aus dem Innenohr	*Psychogener Schwindelzustand*
Fixieren eines festen Gegenstandes	Nicht möglich	Möglich
Heftiges Auftreten	Nicht möglich, führt zu (erneutem) Umfallen	Bessert das Schwindel–Erleben, führt zu mehr Standfestigkeit
Vertraute Menschen	Ohne direkten Einfluß auf den Schwindel	Können das Schwindel–Erleben deutlich bessern

4. Therapieansätze

4.1 Aufklärung und Beratung

Nach der genauen Diagnostik muss eine verständliche – und nachvollziehbare – Aufklärung erfolgen. Dabei gilt es, mit dem Betroffenen vor allem zu erkunden, was alles noch möglich ist und nicht nur, was gerade "nicht geht". Trotzdem darf keine Machbarkeit vorgetäuscht werden, die schnell enttäuscht wird.

Je besser die Erkrankung verstanden werden kann, um so mehr lebbare Möglichkeiten des Umgangs mit dem Schwindel können deutlich werden. Um so geringer darf dann auch die Angst vor möglichen Folgeproblemen sein, die selbst wieder das Schwindelerleben verstärken kann. Wenn organische Schwachstellen oder Schäden vorliegen, so hängen Verlauf, Erleiden und Erleben der Erkrankung wesentlich von der Verarbeitung und der aktiven Aneignung von Bewältigungsstrategien ab. Dabei spielt die Kompensation des verlorenen Gleichgewichts und die Wiedergewinnung einer – möglicherweise veränderten – Lebensqualität eine wichtige Rolle.

Hier geht es oft um Klarheit und Zuversicht. Nur selten sind Operationen nötig, und nur selten sind – allein – Medikamente sinnvoll. Statt dessen geht es meistens um eine Anleitung und Hilfe zur Selbsthilfe. Dabei kann auch das Engagement der Betroffenen in Selbsthilfegruppen sinnvoll sein. So gibt es zu fast allen Krankheitsbildern inzwischen eigenständige Initiativen (s. Anhang).

Wird auch die seelische Seite ernstgenommen und erkannt, so kann schon früh eine professionelle Weichenstellung erfolgen, ohne dass sich eine chronische Schwindelkrankheit einstellt.

Eine professionelle psychotherapeutische Unterstützung ist spätestens dann erforderlich, wenn die Krankheit zu (reaktiven) Veränderungen wie Depressionen, Angstzuständen und Angstschwindel bis hin zu Berufsunfähigkeit führt, und bei psychogenem Schwindel.

4.2 Psychotherapie – was ist das?

Psychotherapie heißt – übersetzt aus dem griechischen: "Begleitung der Seele". Nach den Regeln der Kunst durchgeführt, ist sie keineswegs etwas Beliebiges. Psychotherapie ist auch nicht ein verlängertes ärztliches emphatisches Gespräch, sondern – wie das der Wiener Psychiater Strotzka 1975 in seinem Lehrbuch aufgeführt hat:

- ein bewusster und geplanter "interaktioneller" Prozess (zwischen zwei Menschen)
- zur Beeinflussung von Verhaltensstörungen und Leidenszuständen,
- die in einem Konsens (Patient & Therapeuten) für behandlungsbedürftig gehalten wird,
- mit psychologischen Mitteln
- und einem definierbaren Ziel (z.B. Symptomminderung)
- mittels lehrbarer Techniken

Psychotherapie hat als wichtiges Element die Funktion des einfühlenden Blickes *von außen.* Dies kann professionell dem Menschen, der in sein seelisches Problem verwickelt ist, helfen, Dinge zu erkennen, die zwar meistens da sind, aber nicht wahrgenommen werden können.

Bei Schwindelerkrankungen sollte sich der Psychotherapeut auch organisch zumindest grob auskennen und nicht jeden Anfall als "psychogen" deuten.

Die verschiedenen Psychotherapie-Richtungen

Meistens hat man es im großen Feld der psychotherapeutischen Ansätze mit vor allem zwei – von den Krankenkassen anerkannten – Verfahren zu tun: die sog. tiefenpsychologischen und die verhaltenstherapeutischen Verfahren.

Die tiefenpsychologisch fundierten Verfahren

Die Tiefenpsychologie sieht den Menschen in einem ständigen Prozess der Auseinandersetzung der eigenen mitgebrachten ("genetisch bedingten") Anteile an der sozialen Umwelt, wie dies lesenwert und verständlich K. König ausführlich beschreiben hat. Dabei verfügt schon der Säugling über ein sehr differenziertes Wahrnehmungs- und Handlungsvermögen im Umgang mit seinem Umfeld. Aus der Beziehungsgestaltung zu Personen im engeren familiären Kreis entstehen wohl die meisten Einstellungen und sozialen Funktionen des späteren Erwachsenen.

Von unseren Beziehungserfahrungen und -gestaltungen nehmen wir "innere" Bilder in uns auf. Diese werden – nach tiefenpsychologischer Ansicht – zu inneren, seelischen Instanzen. Diese wiederum prägen ganz wesentlich unseren Umgang mit anderen Menschen: zum einen im Sinne der Vereinfachung von Strukturen, zum anderen aber auch in der Einengung da, wo eigentlich mehr Flexibilität notwendig wäre.

Erweitert werden können unsere Möglichkeiten z.B.

- in der Familie, die man selbst gründet
- in der Beziehung am Arbeitsplatz
- oder während der Freizeit.

jeweilige "Gesellschaft" mit ihren materiellen und emotionalen Möglichkeiten, aber auch Mängeln, bildet den jeweiligen Rahmen.

Tiefenpsychologie wird oft noch mit der klassischen Psychoanalyse und mit dem "Liegen auf der berühmten Couch" von Freud gleichgesetzt. Dies stimmt so schon lange nicht mehr. Auch die "Analyse" hat sich "dynamisch" den Erfordernissen und Erkenntnissen der Zeit angepasst.

So sammeln sich unter der Bezeichnung "psychodynamische Psychotherapien" zahlreiche "tiefenpsychologisch fundierte" Therapierichtungen. Diese zählen inzwischen zu den am wohl häufigsten angewandten psychotherapeutischen Behandlungsformen im deutschsprachigen Bereich.

Sie verstehen seelische Erkrankungen als Folge aktueller Auslöser oder Belastungen vor dem Hintergrund einer vorangegangenen Lebensentwicklung. Anders als bei der "klassischen Psychoanalyse" liegt der Blickpunkt überwiegend im "Hier und Jetzt" (bei der Bearbeitung des "Gegenwarts – Unbewussten").

Dieser Unterschied drückt sich auch in der Dauer der Therapie aus. Während in einer klassischen Psychoanalyse 200 bis 400 Therapiestunden mit einer Häufigkeit von 3 bis 4 mal pro Woche durchaus üblich sind, sollen die "psychodynamischen Psychotherapien" mit 50 bis 100 Stunden über 1 bis 2 Jahre auskommen.

Das besondere Interesse liegt auf den bei dem Patienten ausgelösten Gefühlen und nonverbalen (nicht-sprachlichen) Botschaften, die dann im Therapiefortschritt diagnostisch und therapeutisch genutzt werden können.

Den Ablauf einer (längeren) psychotherapeutischen Behandlung hat Carl Gustav Jung einmal in folgende vier Stufen unterteilt: Bekenntnis, Aufklärung, Erziehung und "Verwandlung":

Die erste Stufe: das Bekenntnis stelle eine historische Fortsetzung der Beichtpraktiken dar, die ihre Wurzeln in den antiken Mysterienkulten und in der katholischen Kirche haben. Sie entlaste die Menschen von ihren peinlichen, verdrängten Geheimnissen oder Affekten, die ihn bis dahin von ihren Mitmenschen isolierten.

In diesem Sinne hat Psychotherapie als "Begleitung der Seele" viel gemeinsam mit:

- dem Sich-mitteilen,
- sich eingestehen können,
- und sich entlasten

von Gesprächen, die früher etwa beim Pfarrer oder bei "guten Freunden" erfolgen konnten. Dies scheitert heute daran, dass es diese kaum noch gibt und dafür kaum noch ein angemessener kultureller Rahmen existiert.

Dieses Vorgehen allein muss aber scheitern, wenn sich daraus noch kein hilfreiches Weiterkommen bei der Problemlösung ergeben kann. Dies ist dann der Fall, wenn etwa die Religion oder die Moral einengt statt zu befreien.

So ist die *zweite Stufe* der Begleitung der Seele (Psychotherapie) die der *Aufklärung* über die Herkunft und die Funktionsweise von seelischen Störungen und Fixierungen. Dabei geht es um häufig verdrängte Impulse, Emotionen und Wünsche, die mit Scham, Ärger, Peinlichkeit und oft für den Betroffenen unerklärlichem Drängen und Verdrängen verbunden sein können. Bei diesen spielt die Sexualität immer noch eine große, wenn auch bei weitem nicht die einzige Rolle. Da diese Gefühle den Betroffenen meist nicht bewußt sind, muss das Verständnis und die Befähigung zur Akzeptanz oder Änderung erst erarbeitet werden.

Dabei erwarten Tiefenpsychologen, dass Selbsterkenntnis Veränderung bewirkt. Meist reicht diese allein aber nicht aus: das Erkannte muss auch "durchgearbeitet" und in der Praxis angewandt bzw. eingeübt werden. Damit erklärt sich die scheinbar lange Zeit von ein bis zwei Jahren Psychotherapie.

Da jeder Mensch andere Menschen für seine Existenz braucht, würde es – *in der Dritten Stufe: "der Erziehung"* – nach der eigenen "Nabelschau" dann wieder darum gehen, ihn wieder zu dem "sozialen Wesen" werden zu lassen. Dafür erweisen sich oft die Gruppentherapie ebenso wie Selbsterfahrungsgruppen als hilfreich - manchmal zusätzlich zur Einzeltherapie.

Dabei muß aber nicht für alle Menschen die soziale Angepasstheit und das Funktionieren in Gesellschaft das letzte Ziel sein. Wer nach dem Sinn *seines* eigenen Lebens sucht, für den kann die "Normalität" "tödliche Langeweile" bedeuten.

Nach C.G. Jung trägt die vierte Stufe, "die Verwandlung" jenem Bedürfnis Rechnung, das in den vorhergehenden Stufen nicht unbedingt enthalten ist – und das auch nicht von der Kasse bezahlt wird. Den inneren Entwicklungsprozeß, der zur

Verwirklichung dieser vierten Stufe führt, hat Jung als "Individuationsprozess" bezeichnet. Es handelt sich hierbei um das Werden einer ganz bestimmten "widerstandsfähigen und kraftbegabten seelischen Ganzheit dessen, was man in einer reifen Persönlichkeit wählt". Diese Suche begleiten die Jungianer vor allem in der Arbeit mit den Träumen.

Verhaltenstherapeutische Ansätze

Verhaltenstherapeuten orientieren sich am Symptom sowie an dem vom Patienten berichteten und an dem beobachtbaren Verhalten. Direkter als bei den tiefenpsychologischen Verfahren zielt die Verhaltenstherapie konkret auf praktische Verbesserungen des Symptoms, also hier des Schwindels, ab.

Die moderne "kognitiv ausgerichtete" Verhaltenstherapie beschäftigt sich dabei besonders mit der Wahrnehmung, Beurteilung und Bewertung – den Kognitionen – des Leidens. Sie ist damit weit über die – auch in Ablehnung der alten Psychoanalyse entstandenen – Anfänge von Pawlow und Skinner hinaus gegangen. Dabei zeigen sich große Berührungspunkt mit den tiefenpsychologischen Verfahren – und umgekehrt.

Viele Verhaltensmuster gestalten sich wie "von alleine" und für den Handelnden überwiegend unbewusst. Das ist ökonomisch sein, denn es ist nicht möglich, über die Vielzahl der zum Überleben, Wahrnehmen und Bewegen nötigen Muster und Handlungsabläufe jeweils nachzudenken, ohne handlungsunfähig zu werden. Das Bewusstsein muss erst "eingeschaltet" werden, wenn neue und unbekannte Situationen (Autos, Flugzeuge, Computer) auftreten und zu meistern sind. Dies ist meist der Anlass und die Notwendigkeit, Einstellungen und Handlungen zu überdenken und ggf. zu ändern.

Insbesondere auf die Aufrechterhaltung (Chronifizierung) von Symptomen, etwa Erwartungsangst bei Schwindel, haben Lernprozesse einen entscheidenden Einfluss. Sollen diese geändert werden, bietet sich eine gut aufgebaute, systematische" Desensibilisierung" an. Die Therapieform besteht dabei in einer gestuften Konfrontation mit im Einzelnen angst- und schwindelauslösenden Reizen, um auf diesem Weg eine schrittweise Gewöhnung erreichen zu können. Hier empfiehlt sich ein Vorgehen nach dem oben aufgeführten "Selbst-Einstufung". In der Regel muss man mit den geringeren Belastungen in der Hierarchie beginnen.

Ergänzt werden diese Methoden auch durch den sog. "inneren Dialog". Das heißt, es werden Gedanken von inneren Bildern für die Aufschauklung heftiger Emotionen nutzbar gemacht. Dabei können die dem Patienten meist unbewussten – Bewertungen (Kognitionen) durchgearbeitet werden.

Abgeschlossen werden soll der Lernprozeß durch eine Übungsphase, die dem Patienten Möglichkeiten vermittelt, die schwindelauslösenden Situationen anders als mit Schwindel zu bewältigen. Auch diese werden in der Regel im verhaltenstherapeutischen Dialog, in der Vorstellungswelt und auch im Rollenspiel eingeübt, um dann in der Anwendungsphase schrittweise das Erlernte zu erproben.

Bearbeitet werden muss ggf. der zunehmende Verlust an Verhaltensmöglichkeiten (Verhaltensdefizit).

Wichtige Elemente aller psychotherapeutischen Verfahren

Alle psychotherapeutischen Verfahren schauen sich das gesamte Problemknäuel mit Hilfe ihrer Möglichkeiten an. Der deutliche Unterschied liegt im Ansatz. Bildlich könnte das heißen: sie greifen vor allem am Anfang andere Fäden aus dem Problem- (Symptom-) Knäuel auf, die sie dann – gemeinsam mit dem Patienten – verfolgen. Dabei sind drei Dinge wirklich wichtig:

- *Die Patienten müssen sich vom dem Therapeuten verstanden wissen und der Therapeut muss sie verstehen – meist über das Verständnis der Lebensgeschichte.*
- *Die Patienten müssen die Zuversicht gewinnen, dass der Therapeut ein kompetenter Partner bei der Lösung ihres Problems sein kann und der Therapeut muss kompetent sein!*
- *Die Patienten müssen die Motivation und den Willen haben, gesund zu werden und der Therapeut muss Interesse am Fortschritt haben.*

Die Motivation zur Veränderung ist – verständlicherweise – oft erst in tiefer Not gegeben, denn wozu sollte man sonst etwas ändern. Schließlich müssen die Betroffenen selbst die Lösungen ermöglichen und durchführen. Therapeuten sollen – wie Bergführer – den unkundigen Wanderer professionell "begleiten". Sehr lesenswert hat dies die bekannte Psychotherapeutin Elisabeth Lukas in ihrem Buch "Sehnsucht nach Sinn" (2003) beschrieben.

Bei der Suche nach einem passenden Begleiter ist es sinnvoll, mehrere Psychotherapeuten aufzusuchen, sich dann aber nach den bis zu fünf Probesitzungen zu entscheiden (s. a. Verbraucherzentrale NRW: Chance Psychotherapie)!

Hilfreich kann auch ein Rat aus dem Freundes- und Bekanntenkreis sein. So nebenbei stellt sich dabei u.U. heraus, dass deutlich mehr Menschen psychotherapeutische Erfahrungen haben, als man geglaubt hatte. Darauf aufbauend müssen praktische Schritte, auch mit angeleiteter oder professioneller Hilfe, folgen.

Voraussetzung ist natürlich, das dies medizinisch vertretbar und sinnvoll ist. Bei M. Menière etwa ist es nicht sinnvoll, Auto zu fahren oder auf Felsen zu klettern. Bei Höhenangst kann es hingegen sehr wichtig sein, einmal auf einen Turm zu steigen.

Ergänzt oder häufig ersetzt werden kann die reale Übung durch den sog. “inneren Dialog”. Konkret heißt das, dass die Situationen vor dem Handeln erst einmal in Gedanken durchgegangen werden. Dabei sollte das Für und Wider besprochen, Gefühle der Angst und des Mutes zugelassen werden und – zunächst einmal in der Phantasie – Resignation und Hoffnung erlebt werden.

Aber dann geht’s auch los.
Dabei dürfen die Schritte klein genug sein,
so dass eine positive Erfahrung gemacht werden kann.

4.3 Gleichgewichtsübungen

Gleichgewichtsübungen sind ein wichtiger Schritt zur Wiedergewinnung von Sicherheit in der Bewegung und der “Haltung” im weitesten Sinne.

Dies gilt auch für “seelische” Schwindelzustände!

Gefördert werden sollen dabei auch die Körperwahrnehmung und die Schulung insbesondere der Körpereigenfühler und der Augen und die ggf. begleitete *Zuversicht*.

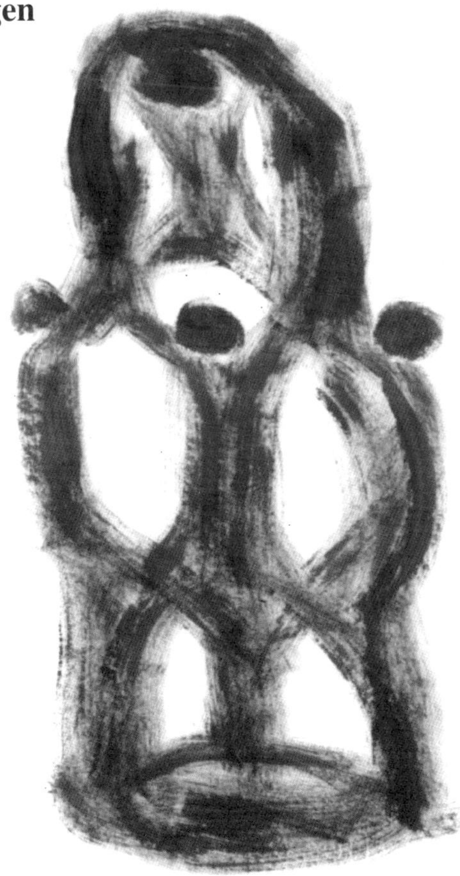

Abb 16:
Das Gleichgewicht
muss immer geübt werden

4.3.1 Der Übungsablauf von Cawthorne und Cooksey

Im Prinzip bauen alle Anleitungen auf dem "klassischen" Übungsablauf von Cawthorne (1944) und Cooksey (1946) auf. Dieser soll deswegen hier als sinnvolle Grundlage für Gleichgewichtsübungen vorgestellt werden:

A) Im Bett:

1) Augenbewegungen erst langsam, dann schneller (mindestens fünf mal):
   a) rauf und runter
   b) von links nach rechts
   c) einen Finger fixieren und diesen vor und zurück führen

2) Kopfbewegungen erst langsam,
   dann schneller, später mit geschlossenen Augen
   a) den Kopf vor- und rückwärts bewegen
   b) den Kopf von links nach rechts bewegen

B) Im Sitzen:

1) Augenbewegungen erst langsam, dann schneller:
   a) rauf und runter
   b) von links nach rechts
   c) einen Finger fixieren und diesen vor und zurück führen

2) Kopfbewegungen erst langsam,
   dann schneller, später mit geschlossenen Augen
   a) den Kopf vor- und rückwärts bewegen
   b) den Kopf von links nach rechts bewegen

3) Schulter hoch und runter bewegen und kreisen lassen
4) Den ganzen Körper nach vorne führen und einen Gegenstand aufheben

C) Im Stehen:

1) Augenbewegungen erst langsam, dann schneller:
   a) rauf und runter
   b) von links nach rechts
   c) einen Finger fixieren und diesen vor und zurück führen
2) Kopfbewegungen erst langsam,
   dann schneller, später mit geschlossenen Augen
   a) den Kopf vor- und rückwärts bewegen
   b) den Kopf von links nach rechts bewegen
3) Schulter hoch und runter bewegen und kreisen lassen
4) Den ganzen Körper nach vorne führen und einen Gegenstand aufheben
5) Vom Sitzen in die stehende Position gehen und umgekehrt
   mit offenen und geschlossenen Augen

6) In Augenhöhe einen kleinen Ball von einer Hand zur anderen Hand werfen
7) Einen kleinen Ball unter dem Knie von einer Hand zur anderen Hand werfen
8) Und wieder vom Sitzen zum Stehen und einmal umdrehen, nacheinander in die eine und dann in die andere Richtung

D) Mit der Gruppe:

1) Eine Person steht im Kreis und wirft den Ball einer Person zu und diese wirft den Ball zurück
2) Durch den Raum mit geschlossenen und offenen Augen gehen
3) Einen Hang oder eine schiefe Ebene hinauf und hinab mit offenen und geschlossenen Augen gehen
4) Eine Treppe mit offenen und geschlossenen Augen auf und ab gehen
5) Jedes Spiel mit Geh- und Stop-Bewegungen wie Bowling und alle Ballspiele

4.3.2 Die Feldenkrais-Methode

Die Feldenkrais-Methode ist ein Lernen besonderer Art. Sie zeigt die vielfältigen Möglichkeiten des Körpers in der Bewegung auf. Viele dieser Übungen zeigen, was durch geistige Aktionen körperlich alles möglich ist. Dabei sind weder gymnastische noch sportliche Leistungen gefordert. Es sind im Gegenteil die kleinen, sanften Bewegungen und eine gewisse Aufmerksamkeit für die kleinen Unterschiede in der Bewegung. Der Begründer Moshe Feldenkrais hat dies in seinen beiden wichtigen Büchern *"Die Entdeckung des Selbstverständlichen" und "Bewusstheit durch Bewegung"* beschrieben. Für Menschen mit Schwindel und Unsicherheit sind Feldenkrais-Übungen hervorragend geeignet.

4.3.3 Tai Chi und Qi Gong

Neben einem individuell abgestimmten, speziellen Gleichgewichtstraining arbeiten wir in der Tinnitus-Klinik in Bad Arolsen besonders mit den aus dem chinesischen Gesundheitssystem stammenden Tai-Chi-Chuan und Qi Gong.

Diese Übungen sind – auch ohne fernöstliche Weltanschauung – wunderbar zur Förderung der bewussten Wahrnehmung von Körpergefühlen und Sinnesreizen sowie zum Wieder- oder Neufinden sensomotorischer Balance geeignet. Weiterhin vermitteln sie ohne verstandesmäßige Verkrampfung, dass Körper, Seele und Geist zusammengehören.

Das folgende praktische Beispiel stammt aus einer Anleitung der Qigonglehrerin Lehrerin H. Christmann (Brand 1999):

Übungsbeispiel: "Stehe wie ein Baum"

Gehen Sie ein wenig umher.

Suchen Sie sich einen Platz, an dem Sie sich wohl fühlen.

Stellen Sie sich eine angenehme Umgebung vor, in der Sie aufrecht wie ein Baum stehen, so wie er gewachsen ist, eingebunden zwischen Himmel und Erde.

Ihre Bewegungen sind ruhig und gelassen.

1. Ertasten Sie mit den Zehen den Untergrund (krallen, eingraben, ausstrecken, entspannen).
2. Verlagern Sie das Gewicht abwechselnd auf Ferse und Ballen ohne die Fußsohle vom Boden zu lösen.
   Schwingen Sie ebenso von einem Fuß auf den anderen.
   Probieren Sie unterschiedlich breite Standpositionen aus.
3. Wenn Sie sich Ihrer Verwurzelung bewusst sind, lösen und strecken Sie sanft Ihre Kniegelenke.
   Probieren Sie dies in unterschiedlichen Standpositionen.
4. Währenddessen beobachten Sie Ihre Beckenbewegungen.
5. Fühlen Sie Stabilität, so wiederholen Sie die bisherigen Übungen, indem Sie abwechselnd das Becken loslassen und festhalten.

Verfestigt sich das Gefühl der Verankerung, hebt sich Bodenlosigkeit auf.

Damit ist eine mögliche Grundlage geschaffen, im wahrsten Sinne des Wortes den nächsten Schritt zu tun.

4.4 Medikamente gegen Schwindel?

Sinnvoll sind schwindel-unterdrückende Medikamente (Antivertiginosa) bei akuten, zeitlich begrenzten Schwindelattacken. Dies gilt aber nur für das Anfangsstadium des akuten Gleichgewichtsausfalls oder im Anfall bei der Menièreschen Erkrankung. Schwindel unterdrückende Medikamente sollten aber nie länger als ein bis zwei Tage eingenommen werden, da sie dann den Kompensationsprozess des Gleichgewichtssystems hemmen.

Bei besonderen Herausforderungen (etwa Reisekrankheit) können Medikamente als Vorbeugung (Prophylaxe) eingesetzt werden. Dies hat aber den Preis, das ein Teil der zentralen Gleichgewichtsleistungen (Aufmerksamkeit) abgechwächt wird.

Hinzukommen können Müdigkeit, Mundtrockenheit, möglicherweise auch verschwommenes Sehen und Harnverhalt.

Bei Migräne-Attacken mit Schwindel können möglicherweise einige neuere Medikamente über den Anfall hinaus helfen. Aber auch hier scheint es keine generelle Lösung zu geben und es müssen noch weitere Erfahrungen gemacht werden.

Ansonsten gibt es zur *Vorbeugung* von Schwindel bisher kein Medikament, das den Nachweis erbringen konnte, besser zu wirken als eines ohne den wirksamen Inhaltsstoff (Placebo).

Dennoch werden zahlreiche Medikamente, etwa "*Betahistine*", sogenannte "Durchblutungsmittel" wie Gingko, Tebonin oder "Nootropica" verschrieben. Dies gibt dem Patienten immerhin das Gefühl "etwas getan zu haben". Das Erfreulichste dabei dürfte noch sein, dass wahrscheinlich – bis auf einige Nootropica – auch keine großartigen Nebenwirkungen zu erwarten sind. Wirksam ist wahrscheinlich die Tatsache, dass die Maßnahme Zuversicht und Hoffnung auslöst, was schließlich dazu beiträgt, wieder selbst auf die Beine zu kommen.

Wirksam sind Medikamente oder Medikamentkombinationen, die zur Abschwächung des Schwindels die Wachheit in verschiedener Gradheit *dämpfen*. Dabei hilft die Dämpfung dem Menschen, den Schwindel weniger wahrzunehmen, verhindert aber auch die – m.E. – wünschenswerte Bewältigung.

4.5 Psychopharmaka

Die Möglichkeit, seelische Probleme auch mit Medikamenten, mit Psychopharmaka, beeinflussen zu können, ist oft segensreich und gleichzeitig verführerisch.

Ohne Zweifel können Psychopharmaka dazu beitragen, das Elend auszuhalten und die Symptome zu unterdrücken. Das ist das, was viele Patienten auch erwarten. Problematisch ist aber, dass viele Patienten, meist mit valiumähnlichen Mitteln – oft schlecht bedacht – in eine Sucht tappen. So sind Vorsicht und Zweifel vor allem bei Schlaf- und Beruhigungsmitteln angebracht und notwendig. Teilweise erschwert diese zu Recht in Verruf gekommene Praxis ausgerechnet dann die Nutzung der Psychopharmaka, wenn sie nötig werden.

So können Psychopharmaka insbesondere Symptome und psychische Störungen wie Angst, Depressivität, aber auch Halluzinationen unterdrücken. Sie können im günstigen Falle eine Wende im Krankheitsgeschehen einleiten, auch wenn sie nicht die Krankheit selbst heilen. So haben sie eine ähnliche Funktion wie Krücken bei einem gebrochenen Bein: sie sind in der Regel Hilfe auf Zeit.

Antidepressive Medikamente machen etwas dickhäutiger gegenüber seelischen Verletzlichkeiten und geben mehr Stütze im Außen. Manchmal sind sie sogar nötig, um überhaupt erst therapeutischen Kontakt zu bekommen.

Sie sollten aber keinesfalls gegen den – organisch bedingten – Schwindel oder gegen die Angst vor dem Schwindel eingesetzt werden. Sie verhindern therapeutische Veränderungen. Damit Psychopharmaka fachgerecht verwendet werden, sollte bei entsprechenden seelischen Erkrankungen auch ein Facharzt für Psychotherapie, Psychiatrie oder Arzt mit der Zusatzbezeichnung Psychotherapie aufgesucht werden. Denn leider haben viele Neuroleptika und Antidepressiva auch unerwünschte Auswirkungen auf das Herz-Kreislauf-System. Hier ist es wichtig, Ursache und Wirkung auseinander zu halten.

4.6 Die stationäre psychosomatische Behandlung

Eine stationäre psychosomatische Behandlung kann notwendig werden, wenn die ambulanten Möglichkeiten ausgeschöpft sind und/oder insbesondere bei bedeutenden psychogenen Anteilen und etwa depressiven Entwicklungen und Angsterkrankungen. Der Vorteil ergibt sich aus der institutionalisierten Zusammenarbeit und Therapieabstimmung der verschiedenen Therapeuten, von den Allgemeinärzten über die Psychologen bis zu den Bewegungstherapeuten.

Eine stationäre psychosomatische Behandlung eines Schwindelpatienten stützt sich im Wesentlichen auf vier Säulen:

1. Eine medizinisch fundierte Aufklärung, gestützt auf eine umfassende medizinische Diagnostik
2. Eine integrative Körperarbeit
3. Psychotherapeutische Bearbeitung der Schwindel-Erkrankung
4. Einen oft nötigen Schutzraum, der neue Bewegung wieder ermöglicht.

Psychotherapeutisch muss gearbeitet werden, wenn sich

- durch eine organische Erkrankung (z.B. Morbus Menière, Vestibularisausfall, Schädel-Hirn-Trauma)
- oder durch eine organische Erkrankung "angestoßen" oder hervorgerufen
- oder möglicherweise auch in die organische oder organisch wahrgenommene Erkrankung mündend eine relevante seelische Erkrankung als – zumindest aufrechterhaltend – für eine (psychologisch/psychiatrisch zu verifizierende) Dekompensation erweist.

Desweiteren gelten diese Gründe für die stationäre Psychotherapie (vgl. z.B. Streek u.a. 2002).

5 Trotz Schwindel Boden unter die Füße bekommen

5. 1 Chancen eröffnen und offen halten – Mut zum Durchleben

Schwindelerkrankungen können vieles in Frage stellen. Diese Fragen aufzugreifen kann entscheidend für die Therapie, aber auch für die Eröffnung neuer Lebenschancen sein und zwar besonders dann, wenn aus einem ganzheitlichen Ansatz heraus *nach dem Sinn* und der Bedeutung der Krankheit für den einzelnen und einzigartigen Menschen gefragt wird.

Dass dabei Veränderungen erst durch Leiden angestoßen werden, mag vielen ungewöhnlich, unnötig, ungerecht erscheinen. Vielleicht, weil wir gerne vergessen, dass wir unendliches Glück haben, hier *und* jetzt leben zu dürfen: Wir haben Glück, hier nicht vor etwa 100 und 150 Jahren leben zu müssen, und wir haben Glück, hier und nicht 1000 km süd- oder ostwärts in Regionen leben zu müssen, in denen Krieg und Not, Ungerechtigkeit und Grausamkeit an der Tagesordnung sind, wo jeden Tag um das Überleben gekämpft werden muss. Das gilt auch noch nach den Anschlägen auf das World Trade Center in New York nach dem September 2001.

Dennoch sind wir vom Paradies auf Erden meilenweit entfernt – wie sich aktuell zeigt. Vielleicht ist das für die *individuelle* Entwicklung auch gut so.

Psychologisch besitzt man nichts, was man nicht wirklich erfahren hat. Eine rein intellektuelle Einsicht bedeutet daher zu wenig, denn *"man kennt zwar die Begriffe, weiß nur Worte darüber, kennt aber die Substanz nicht von innen"*- so jedenfalls C. G. Jung 1987 in Aion (GW 9/II, S. 42).

Dabei scheinen seelische Entwicklungen Hindernisse und Widerstände Gelegenheit zum Wachstum zu brauchen. Beispielhaft bringen dies Märchen zum Ausdruck. Sie erzählen über Generationen hinweg immer dieselben, gleichen Grundmuster allgemeinmenschlichen Verhaltens. Dabei machen sie dem Leser oder Zuhörer deutlich, dass seelische Reifungsvorgänge nicht selbstverständlich sind. Kein Prinz bekommt seine Prinzessin ohne vorhergehende Prüfung oder einen Kampf gegen den Drachen, keiner Prinzessin fällt der Märchenprinz in den Schoß.

Innere Reife im Leben scheint erst nach einer Leidensstrecke erlangt werden zu können. So zeigen Märchen schon und immer wieder das volle menschliche Leben mit allem Dunklen, Bösen, Leiden, aber auch mit den dagegen wirkenden lichten, guten und heilenden Kräften. Ähnlich ist das auch bei vielen Schwindel-Erkrankten, die die Chance für eine fruchtbare innere und äußere Auseinandersetzung ergriffen, und damit ihr Bezugssystem geändert haben.

5.2 Wo liegt der Sinn?

Oft geht es schlechthin um den Sinn des Lebens, wenn sich ausgelöst durch das Leiden am Schwindel existentielle Fragen ergeben: “Was soll ich und ausgerechnet ich auf dieser Welt; was ist mein Beitrag, meine Aufgabe aber auch meine ganz eigene Entwicklung?”

Die Zuversicht in die bedingungslose Sinnhaftigkeit des Lebens ist ein Prinzip, eine Maxime, die der Wiener Psychiater und Psychotherapeut Viktor E. Frankl systematisch in die Psychotherapie eingeführt hat. Er ging davon aus, dass auch noch so tiefe Abgründe von Leid, Schuld oder Tod nichts an der Tatsache ändern konnten, dass es für alle einen Sinn gibt. Leiden sei eine Herausforderung des Lebens an den Menschen.

In der von Frankl begründeten psychotherapeutischen Richtung, der Logotherapie wird die – von Kranken und Behinderten häufig gestellte Frage nach dem *Warum* als wenig hilfreich und nicht “sinn-voll” betrachtet. “Warum ist meine Tochter behindert”? “Warum ist mein Mann ein Trinker?” “Warum hat mich meine Frau betrogen?” und: “Warum habe ausgerechnet ich (deswegen sogar?) Schwindel?”

Dieses Forschen nach dem “*Warum*” führe uns auf die falsche Fährte. Frankl schreibt in diesem Zusammenhang:

“Das Leben ist es, das den Menschen die Fragen stellt. Der Mensch hat nicht zu fragen, er ist vielmehr der vom Leben her Befragte, der dem Leben zu antworten, das Leben zu verantworten hat. Die Antworten aber, die der Mensch gibt, können nur konkrete Antworten auf konkrete Lebensfragen sein”.

Die Fragen, die das Leben uns stellt, könnten wir uns nicht aussuchen. Aber die Antworten, die wir darauf gäben, seien Zeugnisse unserer ureigensten geistigen Haltung, gleichsam Fingerabdrücke unseres Lebens.

In dem Augenblick, wenn jemand nicht mehr die Frage nach dem “Warum” stellt, sondern sich mit dem “Wie!” befasst (– wie reagiere ich auf etwas –), komme ein Reifeprozess in Gang, der der eigenen Entwicklung sehr diene.

Frankl meint, wir müssten einen unbedingten Glauben an die bedingungslose Sinnhaftigkeit des Lebens entwickeln, denn nichts auf der Welt biete Anlaß zu Hoffnungslosigkeit und Zweifel. Bei aller Tragik bleibe immer die Hoffnung bestehen, dass aus Not und Leid etwas Sinnvolles erwächst. Für sich selbst hat dies Frankl unter den schlimmsten Bedingungen – er war mehrere Jahre in verschiedenen NS-Konzentrationslagern – gelebt und letztlich daraus seine “Logotherapie” entwickelt.

Normalsterbliche sehen Leid und Trauer wohl lieber weit weggerückt. So ist der Ansatz von Frankl nicht einfach und sicherlich oft auch überfordernd. Nun können wir uns aber nicht unbedingt aussuchen, ob und wie schwer wir an Schwindel erkranken. Dann kann die Suche nach dem Gesunden und dem Hilfreichen eine Perspektive werden, in der wieder Gestaltung möglich ist.

Wie und ob immer man solche Gedanken für sich nachvollziehen mag, für schwer vom Schwindel Betroffene rührt die Frage der Bewältigung des Schwindels oft an die zentrale Lebensfrage "Wie gehe ich mit meinem Leid um – ohne vergeblich auf Erlösung von außen zu warten oder in Anschuldigungen an wen auch immer zu verharren?" Es ist auch die Frage "Wie kann ich *trotzdem* Chancen erarbeiten und nutzen?"

Aber davon ist leichter gesprochen als gehandelt, und nicht immer kann man diese Zeiten allein durchstehen. Allerdings macht erlebtes und durchgemachtes Leid auch ein bisschen "hellsichtiger"- und so manchmal ein paar neue Schritte möglich.

5. 3 Und selbst ?!

April 1987: Endlich angekommen auf der chirurgischen Intensivstation, *dem* Nadelöhr in der Facharztausbildung als Anästhesist in der Uni Köln, überfiel mich am ersten Arbeitstag mittags für eine halbe Stunde eine elende Übelkeit. Ich konnte nicht mehr geradeaus gucken und wartete wie seekrank auf einer Pritsche sehnlichst darauf, es möge vorbeigehen. Ich wollte doch nicht ausgerechnet jetzt, wo ich endlich den notwendigen Ausbildungsschritt machen durfte, ausfallen.

Also habe ich, nachdem ich wieder stehen konnte, im Anschluss die Zeit doppelt wett gemacht und trotz Übelkeit bis zum Abend eifrig weitergearbeitet.

Am anderen Tag konnte ich meine Kollegen rechts nicht mehr verstehen. Eher widerwillig ging ich in die HNO-Abteilung. Die zunehmend ruhiger und blasser werdende Audiometristin ließ mich ahnen, dass hier nichts Gutes zu erwarten war. So zeigte dann der Hörbefund einen deutlichen Verlust im Tieftonbereich, was mir als infusionspflichtig gedeutet wurde.

Das halbe Jahr Intensivstation mit seinen 12-13 Stunden Schichtdienst habe ich nach 3 Wochen Ausfall noch hinreichend "durchgezogen", nur gegen Ende lag ich in einer anderen HNO-Klinik.

Mai 1992: Fünf Jahre nach meinem ersten "Anfall" dreht sich das Zimmer immer heftiger von links nach rechts, wenn ich die Augen sekundenweise aufmache. Ich habe noch zwei lange Stunden hausärztlichen Notdienst an diesem Sonntag um 6 Uhr morgens. Meine WG ist "ausgeflogen".

Natürlich wird's durch Aufstehen nicht besser – im Gegenteil, ich tapse nur noch mehr in meine Verzweiflung. Heulend versuche ich meine Freundin Hanna in ihrer WG anzurufen, wie immer, wenn ich in Not war, und zwar seit der Zeit, in der wir zusammen sind, das waren damals auch schon 9 Jahre. Aber Pech gehabt, nur der Anrufbeantworter nimmt mein Gejammer zur Kenntnis. Die Flucht ins autogene Training gelingt nicht, denn aus dem Dienst gibt es genug Krankheitsfälle, die mich nicht einfach abschalten lassen.

Nur eine Haustür weiter schläft A., die mich nach einer Woche Anästhesie-Famulatur gestern als Praktikantin beim hausärztlichen Notdienst begleitet hat, aber ich habe ihre Telefonnummer nicht im Kopf und mit gucken ist sowieso nichts mehr. Ich kann nichts mehr fixieren, selbst wenn ich mein Telefonbüchlein gefunden hätte.

Die 112 anzurufen scheint mir übertrieben und "wie sieht das denn aus?" und ich will nicht schon wieder ins Krankenhaus, schon gar nicht als Patient.

Dann ruft Hanna an. Ihre Mitbewohnerin hat den Anrufbeantworter gehört und Hanna geweckt, die nun mit dem Taxi kommt. Wer hätte auch sonst die Tür aufgemacht, ich hätte mich kaum dahin schleppen können.

Hanna holt A, von nebenan, die endlich Vomex in die Vene spritzen kann. Sie hat nun ihren ersten eigenen Fall! Auf die Idee, auf Zäpfchen zurückzugreifen, bin ich damals noch nicht gekommen, dabei hätte das wahrscheinlich schon gewirkt, bevor Hanna mit dem Taxi eingetroffen wäre, jetzt bin ich schlauer.

Aber dann flutet das Vomex in mein Hirn. Jetzt bricht alles in mir zusammen:, aber reicht mir nicht, ich schreie nach mehr, und dann kommen statt wohltuender Müdigkeit: Übelkeit, Angst, Verkrampfung. Ich habe das Gefühl, ich drehe ab, ich rufe nach dem Gegenmittel, das ich nicht im Haus habe. Es wird alles schlimmer, aber ich will nicht ins Krankenhaus, ich will auch keinen Notarzt. Meine Angst verdoppelt und vervielfacht sich im Raum, dann endlich wirkt das Vomex. Vielleicht sind gerade zwei Minuten vergangen, aber es war ein Horrortrip.

Dann nur noch heulen und versinken. Hanna sagt dann meine Notfallbereitschaft ab. Gegen 9 Uhr ist der Spuk vorbei. Natürlich gehe ich am nächsten Tag wieder zur Arbeit.

Mein Kampf um die Arbeitsfähigkeit geht nicht mehr von Woche zu Woche, sondern von Tag zu Tag. Ein chefärztlicher "Auftrag", endlich Antidepressiva zu nehmen, um arbeitsfähig zu sein, entsetzt mich. Trotzdem sitze ich später zitternd im Wartezimmer beim Psychiater. Der ist sachlich und klar strukturiert und rät direktiv zu Psychopharmaka. Depressionen hätten einen großen biochemischen Anteil, und Antidepressiva störten die Therapie nicht. Auch hätten viele Kollegen Depressionen und mit Antidepressiva wird die Arbeitsfähigkeit wiederhergestellt.

Ich bin beeindruckt über den klaren Stil. Als ich anklingen lasse, dass mir die psychotherapeutische Aufarbeitung wichtiger ist, fragt er an, ob ich das meinen Kollegen antun will. Ich bin erst mal erschlagen und nehme das Rezept mit.

22. 6. 1993

Auf dem Weg zur Arbeit komme ich auf dem letzten Stück mit dem Fahrrad ins Schwanken, kann's aber abfangen. Ich verziehe mich in mein Zimmer. Ein Schwindel, zumindest ein Drehschwindel ist es nicht, aber so kann ich keine Narkose machen, schon gar nicht die angesetzte große Hüft OP mit all ihren anästhesiologischen Stechereien.

Ich lege mich auf die Liege, lasse das Szenario ablaufen: Wird das der letzte Tag hier? für lange Zeit? für immer? Musste es soweit kommen, dass mir das hier in der Klinik passiert, zum Glück vor der Narkoseeinleitung? Was passiert jetzt?

Im Kopf wechselt Leere mit Aktivität. Letztere würde mir viel besser gefallen, wenn ich fit wäre. Bin ich vielleicht fit mit einer entsprechenden Arbeitsbescheinigung, die mir das Schlimmste ausklammert? Falle ich nicht in ein Loch, was ist mit, und wenn ...

Vor allem ist mir jetzt total schlecht. Eben habe ich mich noch aufrappeln wollen und reingehen, und all das vorangegangene nicht mehr wahrhaben, nicht mehr mit einbeziehen wollen, jetzt geht nichts mehr, wenn ich nur versuche, aufzustehen. Nach der dritten Vomex stellt sich so etwas wie Wirkung ein. Ich falle in einen leichten oder langen Schlaf, auf jeden Fall ist es kurz vor 12 Uhr, als ich rauskomme. Das Gehen ist unsicher, aber ich gehe, schleiche, stehle mich raus. Ich komme so schnell nicht wieder – das weiß ich jetzt.

Jetzt wird's erst mal leer, sehr leer. Es gibt für morgen keine Perspektive, keine Idee, wann und wie oder ob es weitergeht, jedenfalls mit dem Beruf.

Die mit "Skepsis", eher Ungläubigkeit aufgenommen Psychotherapie rettet mich über mehr als dünnes Eis.

Nach einem halben Jahr kommt die förmliche Kündigung. Mir geht das alles viel zu schnell, und es bindet meine wenigen Kräfte, stachelt sie aber auch an. Ich versuche wieder eine medizinische Annäherung an den M. Menière. In der Zentralbibliothek Medizin in Köln suche ich mit zittrigen Knien und ein "bisschen" Platzangst wissenschaftliche Aufsätze zur Gentamycin-Therapie.

Ostern 1994:

Ich habe Angst vor den “operativen Gegnern” des Anästhesisten. Ich kenne den sich selbst “schützenden” Sadismus aus dem OP nur zu gut. Jetzt “haben sie mich”, der ich sonst auf der anderen Seite stand und gut dumme Sprüche machen konnte.

Ja, ich habe Angst, gerade als Arzt, ich kenne mich im Krankenhaus aus, zu gut. Und ich fürchte, sie werden mich schneiden, ohne mich ordentlich zu betäuben, wie im Traum letzte Nacht, mit blitzenden scharfen Messern, ins Ohr:

Zwischen zwei fahrenden Anhängern auf der Gabel stehen zwei Männer, die darüber scherzen, wie sie jemand quälen wollen. Als ich weg will, entfalten sich zwischen ihren Händen Rasierklingen, mit denen sie mich bedrohen oder schneiden – freundlich lächelnd. Ich komme nicht weg und bin ihnen ausgeliefert.

Zu Hause kommt nach zwei Wochen der große show-down des ausgeschalteten Innenohrs. Die Augen flackern. Ich bin trotzdem glücklich – endlich geht es zu Ende, darf ich wieder auf Planbarkeit und einen Neuanfang hoffen.

Ich nutze die Zeit “vor Arolsen”, um mein Buch über M. Menière zu schreiben, was in “Gedanken” die letzten Jahre in mir herangereift ist und nun geschrieben werden “muss”. Damals war’s für mich “der Krieg im Innenohr”.

Ich habe in Arolsen, “weit weg von Köln und noch hinter Düsseldorf” noch Jahre gebraucht, um zu sehen, dass all dies letztlich auch eine für mich positive Wende eingeleitet hat, auch wenn ich mir eine weniger schwindelerregende Dramatik gewünscht hätte.

Inzwischen lebe und arbeite ich mit meiner weitestgehend beruhigten Krankheit sowie meiner hier kennengelernten Frau, Hedwig Holtmann, und - bis zu ihrer „Reifeprüfung“ - ihrer Tochter Jana immer noch in Arolsen.

Gelernt habe ich, teilweise wohl erst im Erleben des Verlustes und des Ringens um Ausgleich, die Koordinaten des Gleichgewichtssystems in seinen organischen und psychischen Komponenten besser wahrzunehmen.

So möchte ich die hier sehr andere Beschäftigung und den Umgang mit – auch meiner – Gesundheit, nicht mehr gegen meine frühere eintauschen, auch wenn ich immer noch “Köln” und was daran hängt sehr vermisse.

Ich bin dankbar, in harten und schwindelnden Zeiten unterstützende Menschen und auch gute professionelle Helfer an meiner Seite gehabt zu haben. Dabei hat mir die Tatsache, selbst Mediziner zu sein, oft geholfen, vieles aber auch schwerer gemacht, vor allem im Umgang mit Kollegen, wobei ich den (Haus-) Arzt meines Vertrauens ausdrücklich ausnehmen will.

Ohne die psychotherapeutische Unterstützung von Irene Wielpütz aus Köln weiß ich nicht, ob ich die Engen des Lebens durchgestanden hätte. Ihr und meinem psychotherapeutischen Ausbilder Dr. Volker Warnke aus Kiel verdanke ich viele lebensrettende Anstöße.

Dankbar bin ich Hanna Elskamp in Köln. Sie hat mit mir meine (bisher?) schlimmste Zeit mit der Erkrankung ausgehalten und getragen. Sie ist inzwischen – ebenfalls verheiratete – Mutter eines vierjährigen Sohnes. Im erweiterten Sinne gilt das auch für Angelika Wuttke und Dr. Hans Helmut Brill aus meiner alten WG, die inzwischen auch mit Kindern gesegnet sind. In Arolsen haben Gerd Hesse und Manfred Nelting mich in einer Zeit in der Tinnitus Klinik Arolsen eingestellt, in der schon sehr viel Zuversicht nötig war.

Trotzdem bleibt natürlich auch mir meine – oft verzweifelte – Angst, schwerhörig oder gar taub zu werden und den ganzen Schwindel einer Menièreschen Erkrankung vielleicht auf meinem jetzt gesünderen Ohr mitmachen zu müssen, erst recht seit es "endolymphatisch" schwankt. Auch reaktivieren neue und alte Konflikte oft bewährte Reaktionen – auch bei mir.

Hier ist mir neben der Selbsterfahrung oft der Umgang mit den Patienten hilfreich, die in vielen Fällen noch sehr viel schlechtere Hörkurven haben und mich doch hören können. Und neben den Menière-Patienten, denen ich helfen kann, findet sich auch immer wieder jemand, den ich in seinen Fähigkeiten, nach einem Anfall auch wieder aufzustehen, nur bewundern kann. Von ihnen lerne ich vieles.

Nicht zuletzt das eigene Erleben, schon einmal eine Krise bewältigt zu haben, und das "Schielen" nach immer besser werdenden technischen Hilfen machen mir Hoffnung, dass auch ein beidseitiger Morbus Menière nicht das Ende eines lebenswerten Lebens bedeutet.

Glossar

Antidepressivum: Psychopharmaka, die auf medikamentösem Wege eine depressive Verstimmung bessern können

Bogengänge: anatomische Struktur des Innenohres mit Fühlorganen für Drehbewegungen

Cochlea (lat.): s. Schnecke.

Endolymphatischer Hydrops: überprall gefüllte Gleichgewichts- und Gehörschläuchelchen

Endolymphe: Flüssigkeit im häutigen Anteil des Innenohrs

Hydrops: Wasseransammlung, s. Endolymphatischer Hydrops

limbisches System: Hirnstruktur, die maßgeblich an der emotionalen Verarbeitung beteiligt ist

Morbus (lat.): Krankheit

Neuroleptika: Psychopharmaka, die zur Behandlung bestimmter starker Erregungszustände und Krankheitsbilder mit Realitätsverlust, Halluzinationen und Wahnideen benutzt werden.

Neurose: Lösungsversuch eines unbewältigten seelischen Konfliktes. Dies muss nicht krankhaft sein, kann aber zu Problemen in der Alltagsbewältigung führen.

Nystagmus: Augenzittern durch ruckartige, unwillkürliche Augenbewegungen. Dabei wird eine schnelle und eine langsame Phase beobachtet, nach der schnellen Phase wird die Richtung angegeben

Otolithen: wörtlich: Ohrsteinchen, Kalkkristalle in der Gleichgewichtsmembran

Perilymphe: Flüssigkeit um den häutigen Anteil des Innenohres herum

Placebo: (lat.): "ich möge nutzen": Medikament ohne pharmakologisch nachgewiesenen Wirkstoff; es muss deswegen aber nicht ohne Wirkung bleiben.

Psyche: griechisch: Fachwort für Seele

Schnecke: hier: anatomische Struktur im Innenohr, enthält das Hörorgan

Symptome: klinische Zeichen

Tranquilizer: Beruhigungsmittel, hauptsächlich bekannt als Diazepamabkömmlinge und Barbiturate. Hier besteht deutliche Suchtgefahr im Gegensatz zu den Antidepressiva und Neuroleptika.

Selbsthilfegruppen

Deutsche Tinnitus-Liga e.V.

Am Lohsiepen 18, Postfach 210351, 42353 Wuppertal

Telefon: 02 02 / 24 65 20 **Email:** dtl@tinnitus-liga.de
Telefax: 02 02 / 24 65 20 **Internet:** www.tinnitus-liga.de

K.I.M.M. e.V.

c/o Inge v. d. Bussche,
Strümpfelbacher Strasse 63, 71384 Weinstadt-Endersbach

Telefon: 0 71 51 / 6 41 13 **Email:** ingevdbussche@kimmev.de
Telefax: 0 71 51 / 60 05 99 **Internet:** www.kimm-ev.de

Deutsche Schwerhörigenbund e.V. (DSB)

Breite Straße 23, 13187 Berlin

Telefon: 0 30 / 47 54 11 14 **Email:** DSB@schwerhoerigkeit.de
Telefax: 0 30 / 47 54 11 16 **Internet:** www.schwerhoerigen-netz.de

Österreichische Tinnitus-Liga (ÖTL)

Postfach 23, 8029 Graz

Telefon: 00 43 31 6 / 28 91 30 **Email:** koller-oetl@sime.com
Telefax: 00 43 31 6 / 28 91 30 **Internet:** www.tinnitus.at

Schweizerische Tinnitus-Liga (STL)

Sekretariat, Bahnhofstrasse 16, CH-3860 Meiringen

Telefon: 00 41 33 9 71 / 55 73
Email: mail-info@tinnitus-liga.ch
Internet: www.tinnitus-liga.ch

Feldenkrais-Gilde Deutschland e.V.

Jägerwirtstraße 3, 81373 München

Telefon: 0 89 / 52 31 01 71 **Email:** Gilde@Feldenkrais.de
Telefax: 0 89 / 52 31 01 72 **Internet:** www.Feldenkrais.de

Dachverband Quigong und Taijiquan e.V.

Schongauerstr. 5, 63739 Aschaffenburg

Telefon: 06021 /4424691 **Email:** info@ddqt.de
Internet: www.ddqt.de

Empfehlenswerte weiterführende Bücher für Betroffene

Schaaf, Helmut (2007)

Psychotherapie bei Schwindelerkrankungen.

2.Auflage. Asagner, Krönningen

Schaaf, Helmut (2007).

Die Menièresche Krankheit.

Ein psychosomatisch orientierter Leitfaden.
5. erw. Auflage, Berlin: Springer.

Schaaf, H. & Hesse, G. (2004).

Tinnitus: Leiden und Chance.

2. Auflage München: Profil.

Schaaf, H & Hesse, G. (2006)

Endolymphschwankungen

München, Profil Verlag

Schaaf, H. & Nelting, M. (2003).

Wenn Geräusche zur Qual werden.

Stuttgart: Trias. Noch über die Klinik erhältlich

Haid, Klaus-Toni (2006).

Schwindel und Gleichgewichtsstörungen.

Ärztlicher Ratgeber. Baierbrunn: Wort und Bild

Lempert, Thomas (2005).

Schwindel was steckt dahinter?

Informationen und Ratschläge. Stuttgart: Trias.

Heinl, Hildegund (2001).

Wieder blühen die Rosen.

Leben nach dem Schlaganfall. München: Kösel.

Ditfurth, Hoimar v (1997).

Der Geist fiel nicht vom Himmel.

München: dtv.

Benutzte Literatur

Brand, H. (jetzt Christmann) (1999). Tai Chi und Qi Gong bei Schwindelpatienten. In: Schaaf, H. (Hg), Schwindel psychosomatisch gesehen. München: Profil.

Brandt, T. H. & Dieterich, M. (1986). Phobischer Attackenschwindel. MMW 128, 247-250.

Cawthorne, T (1944) The physiological basis for head exercises. Journal of Chartered Society of Physiotherapy, 106 - 107

Claussen C. F. & Claussen, E. (1987). Die Craniocorpographie ein neues einfaches Verfahren zur äquiliometrischen Analyse von Schwindelzuständen. Sandorma 20, 8-13.

Cooksey, F.S. (1946) Rehabilitation in vestibular injuries. Proceedings of the Royal Society Medicine, 39, 273 - 278

Damasio, A. R. (2002). Ich fühle, also bin ich. List, München. S. 462.

Eckhardt, A., Tettenborn, B. & Krauthauser, H. (1996). Schwindel und Angsterkrankungen. Ergebnisse einer interdisziplinären Untersuchung. Laryngo-Rhino-Otol 75, 517-522.

Eckhardt-Henn A., Steinhorst, N., (1997). Krankheitsspezifische Kontrollüberzeugungen bei Patienten mit der Leitsymptomatik "Schwindel". Psychother. Psychosom. med. Psychol. 47, 403-409.

Eckhardt-Henn, A. (1997). Der Schwindel als Ausdruck einer psychosomatischen Störung. Nervenheilkunde 16, 530-534.

Feldenkrais, M. (1993). Bewusstheit durch Bewegung. Der aufrechte Gang. Frankfurt/M.: Suhrkamp.

Feldenkrais, M. (1994). Die Entdeckung des Selbstverständlichen. Frankfurt/M.: Suhrkamp.

Freud, S. (1895). Über die Berechtigung, von der Neurasthenie einen bestimmen Symptomenkomplex als Angstneurose abzutrennen. In Studienausgabe (1971) Bd. 6, Frankfurt, 25 ff.

Füsgen, I. (1998). Vertigo. Schwindel. München: MMV.

Groen, J. J. (1983). Psychosomatic Aspects of Menière's Disease. Acta Otolaryngol 95. 407-416.

Haid, C.-T (2002). Schwindel aus interdisziplinärer Sicht. Stuttgart: Thieme.

Haid, C.-T., Hofferberth, B. & Hortmann G. (1997). Schwindel und Gleichgewichtsstörungen. Ein neurootologischer Leitfaden. Berlin: Ullstein-Mosby.

Hamann, K.F. & Schwab, W. (1995). Schwindel. 2. Aufl. Stuttgart: Trias.

Herz, M. (1791). Versuch über den Schwindel. Berlin, Vossische Buchhandlung.

Hesse, G. (Hg.) (1999). Retraining und Hörtherapie. Stuttgart, Thieme.

Heuft, G.; Schneider, G. (2000): Funktionelle Störungen bei älteren Menschen, Dt. Ärzteblatt, 97 (Heft 36) A: 2310 - 2313

Hinterhuber, H. (2001). Die Seele. Natur- und Kulturgeschichte von Psyche, Geist und Bewusstsein. Heidelberg: Springer.

Hoffmann, S. O. & Hochapfel, G. (1999). Neurosenlehre, Psychotherapeutische und Psychosomatische Medizin. 6. Aufl. Stuttgart: Schattauer.

Hülse, M. & Hölz, M. (2000). Vestibulospinale Reaktionen bei der zervikogenen Gleichgewichtstörung. HNO 48, 295-301.

Hüther, G. (2001). Bedienungsanleitung für ein menschliches Gehirn. Göttingen: Vandenhoeck & Ruprecht.

Jahnke, K. (1994). Stadiengerechte Therapie der Menièreschen Krankheit. Deutsches Ärzteblatt 91, A 428-434.

König, K. (1995). Kleine psychoanalytische Charakterkunde. Göttingen: Vandenhoeck & Ruprecht.

König, K. (1996). Abwehrmechanismen. Göttingen: Vandenhoeck & Ruprecht.

König, K. (1997). Einführung in die psychoanalytische Krankheitslehre. Göttingen: Vandenhoeck & Ruprecht.

Lamparter, U. (2002). Schwindel. In Ahrens, S. & Schneider, W: Lehrbuch der Psychotherapie und psychosomatischen Medizin. 2. Aufl., Stuttgart: Schattauer, S. 354-361.

Lempert, T. (1999). Schwindel was steckt dahinter? Stuttgart: Trias.

Lukas, E. (2003). Sehnsucht nach Sinn. 3. Aufl., München/Wien: Profil.
Maurer, J. (Hg.) (1999). Neurootologie mit Schwerpunkt Untersuchungstechniken. Stuttgart: Thieme.
Michel, O. (1998). M. Menière und verwandte Gleichgewichtsstörungen. Stuttgart: Thieme.
Modestin, J. (1983). Schwindel als psychosomatisches Phänomen. Psychother med Psychol 33, 77-86.
Nelting, M (2002) Tinnitustherapie mit Leib und Seele. 2. Aufl. München, Wien, Profil
Pawlow, I. P. (1927). Conditioned reflexes. London: Claredon.
Roth, G. (2001). Fühlen, Denken, Handeln. Die neurobiologischen Grundlagen des menschlichen Verhaltens. Frankfurt/M.: Suhrkamp.
Rudolf, G. (2000). Psychotherapeutische Medizin. Ein einführendes Lehrbuch auf psychodynamischer Grundlage. 4. überarb. Aufl., Stuttgart: Enke.
Rudolf, G. A. E. (2002). Die Begutachtung psychogener Schwindelzustände. In Stoll, W. (Hg.) Das neuro-otologische Gutachten. Interdisziplinäre Begutachtung von Schwindel und neuro-otologischen Funktionsstörungen. 4 Henning-Symposium. Stuttgart: Thieme 2002, 142-145.
Rudolph, G. A. E (1998). Schwindel bei seelischen Erkrankungen. In: Stoll, W (Hg.), Differentialdiagnose Schwindel. S. 139-148. Stuttgart: Thieme.
Rüster, P. (1989). Psychosomatik und Psychopathologie von Morbus Menière. Diss., Hamburg.
Schaaf , H. , Holtmann, H. (2002). Psychotherapie bei Tinnitus. Stuttgart: Schattauer.
Schaaf, H , Haid, C.-T (2003). Reaktiver psychogener Schwindel bei M. Menière. Dtsch Arzteblatt 2003; A 853 857
Schaaf, H (2001). Morbus Menière: Klinik und psychosomatische Behandlungsansätze. In: Goebel, G. (Hg.), Ohrgeräusche. Psychosomatische Aspekte des komplexen chronischen Tinnitus. 2.Aufl., München: Urban & Vogel, S. 239-256.
Schaaf, H (2001). Psychogener Schwindel in der HNO-Heilkunde. HNO 49: S. 307-315 und www.drhschaaf.de/HNOPsy.htm.
Schaaf, H. (2003). Schwindel der Seele (Psychogener Schwindel). In: Haid, C.-T. (Hg.) Schwindel aus interdisziplinärer Sicht. Stuttgart: Thieme. S. 129-132.
Schaaf, H., Seling, B., Rienhoff, N.K, Laubert, A., Nelting, M., Hesse G. (2001). Sind rezidivierende Tiefton-Hörverluste ohne Schwindel die Vorstufe eines M. Menière? HNO 49: 543-547 und www.drhschaaf.de/HNOendo.htm.
Schaaf, H.; Holtmann, H.; Hesse, G., Kolbe, U. & Brehmer D.(1999). Der (reaktive) psychogene Schwindel eine wichtige Teilkomponente bei wiederholten M. Menière-Anfällen. HNO 47: 924-932.
Scherer, H. (1997). Das Gleichgewicht. 2, akt. Auflage. Heidelberg: Springer.
Schilder, P. (1942). The vestibular apparatus. In: Schilder, P., Mind, perception and thought in their constructive aspects. S. 83-134. New York: Columbia University Press.

Seifert, K. (1990). Zur Differentialdiagnose und Therapie des vertebragenen Schwindels. Laryngo-Rhino-Otol. 69, 394-397.
Stoll, W., Matz, D.R., Most, E. & Rudolph, G. (1999). Schwindel und Gleichgewichtsstörungen. Diagnostik Klinik Therapie Begutachtung. Stuttgart: Thieme.
Streek, U., Ahrens, S. &Schneider, W. (2002). Konzept und Indikation stationärer Psychotherapie. In: Ahrens, S und Schneider W: Lehrbuch der Psychotherapie und psychosomatischen Medizin. 2. Aufl., Stuttgart: Schattauer, S. 615-623.
Verbraucherzentrale NRW (2002) Chance Psychotherapie. Angebote sinnvoll nutzen. Düsseldorf. Verbraucherzentrale NRW.
Walter, L. E. & Beleites, E (2001). Gesellschaftspolitische Überlegungen zum Thema "Schwindel". In Stoll, W. (Hg.): Vestibuläre Erkrankungen. Stuttgart: Thieme.
Weizsäcker, V. v. (1956). Pathosophie. Göttingen.
Westhofen, M. (2002). Krankheitsbilder mit Otholitenfunktionsstörungen und Otholitenfunktionstest. In: Haid, C.-T., Schwindel aus interdisziplinärer Sicht. Stuttgart: Thieme.
Westhofen, M. (Hg.) (2002). Vestibuläre Untersuchungsmethoden. Ratingen: PVV, science publications.